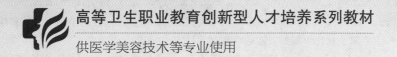

高等卫生职业教育创新型人才培养系列教材

供医学美容技术等专业使用

医学美容咨询与沟通

U0193867

主　编　何　伦　王　丽　刘　波
副主编　高惠霞　武　燕　吴　明　曾小平
编　者　（按姓氏笔画排序）

王　丽	长春医学高等专科学校	张红梅	石家庄医学高等专科学校
王建军	西安海棠职业学院	张戟风	沧州医学高等专科学校
方丽霖	江西卫生职业学院	陈　萍	岳阳职业技术学院
邓意志	长沙卫生职业学院	武　燕	安徽中医药高等专科学校
申芳芳	山东中医药高等专科学校	易文娟	长沙景谊化妆品有限公司
冯安贵	鄂州职业大学	罗红柳	重庆三峡医药高等专科学校
刘　波	辽宁医药职业学院	周　扬	岳阳职业技术学院
苏碧凤	福建卫生职业技术学院	周　围	宜春职业技术学院
李二来	廊坊卫生职业学院	宗　飞	白城医学高等专科学校
李凌霄	宁波卫生职业技术学院	贾小丽	四川中医药高等专科学校
李潇潇	四川中医药高等专科学校	徐　玲	四川卫生康复职业学院
杨　笑	福建卫生职业技术学院	高惠霞	陕西能源职业技术学院
吴　明	福建卫生职业技术学院	曹　晨	宁波卫生职业技术学院
吴若云	福建卫生职业技术学院	眭师宜	湖南中医药高等专科学校
邱子津	重庆医药高等专科学校	彭展展	江苏卫生健康职业学院
何　伦	东南大学	曾小平	江西中医药高等专科学校
张　荣	陕西能源职业技术学院	蔡成功	沧州医学高等专科学校

华中科技大学出版社
http://www.hustp.com
中国·武汉

内 容 简 介

本书是高等卫生职业教育创新型人才培养系列教材。

本书分为三篇,共十三章,内容包括医学美容咨询概述,医学美容咨询的原则、方法与流程,医学美容服务与医学美容咨询师,医学美容与沟通概述,人际沟通的态度与影响因素,语言交流与沟通,非语言沟通系统,医学美容会谈与咨询沟通,医学美容咨询服务概述,医学美容咨询接待礼仪,医学美容网电咨询与沟通,医学美容现场咨询服务与沟通,医学美容回访与康复指导服务。

本书可供医学美容技术专业的教师、学生及相关人员参考使用。

图书在版编目(CIP)数据

医学美容咨询与沟通/何伦,王丽,刘波主编.—武汉:华中科技大学出版社,2020.1(2025.1 重印)
高等卫生职业教育创新型人才培养系列教材
ISBN 978-7-5680-5932-9

Ⅰ.①医…　Ⅱ.①何…　②王…　③刘…　Ⅲ.①美容术-咨询-高等职业教育-教材　Ⅳ.①R625

中国版本图书馆 CIP 数据核字(2020)第 001922 号

医学美容咨询与沟通　　　　　　　　　　　　　　　　　　何　伦　王　丽　刘　波　主编
Yixue Meirong Zixun yu Goutong

策划编辑:居　颖
责任编辑:张　琴
封面设计:原色设计
责任校对:王亚钦
责任监印:周治超
出版发行:华中科技大学出版社(中国·武汉)　　　电话:(027)81321913
　　　　　武汉市东湖新技术开发区华工科技园　　　邮编:430223
录　　排:华中科技大学惠友文印中心
印　　刷:武汉科源印刷设计有限公司
开　　本:787mm×1092mm　1/16
印　　张:10.25
字　　数:258 千字
版　　次:2025 年 1 月第 1 版第 7 次印刷
定　　价:48.00 元

高等卫生职业教育创新型
人才培养系列教材
（医学美容技术专业）
编委会

前言
QIANYAN

　　《医学美容咨询与沟通》一书,历经两年,在各个院校老师们的共同努力下,终于出版,参与编写的有二十余所高等医学院校。

　　医学美容咨询方向是医学美容技术专业建设的重要内容,并成为许多院校培养该专业学生的一个重要方向。有了明确的专业方向,培养计划与教材建设就成为之后最为重要的工作。可以肯定地说,"医学美容咨询与沟通"是医学美容咨询培养方向教学计划中最为重要的一门课程。

　　本教材相对各个院校原来使用的教材,在内容上有极大的丰富,增加了更多医学美容咨询服务的内容,从而提高了教材的实用性。

　　《医学美容咨询与沟通》一书分为三篇,共十三章。第一篇医学美容咨询共三章,主要介绍医学美容咨询概念、原则与方法,以及医学美容咨询师岗位;第二篇医学咨询与沟通共五章,介绍医学美容咨询沟通的知识与技能;第三篇医学美容咨询服务也有五章内容,主要介绍医学美容咨询服务的流程以及技能。

　　医学美容技术专业建设是一个长期的任务,为完善医学美容咨询方向的教材建设,我们必须做很多的努力。本教材的出版是这些努力的一种体现。

　　由于编写时间和水平有限,本书可能存在不少问题,敬请各位读者和同道斧正,期待未来再版时进一步完善。

何伦

2020 新年前夕

目录

MULU

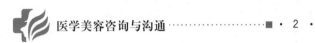

第一篇

医学美容咨询

第一章　医学美容咨询概述

第一节　咨询与咨询学概述

一、咨询概述

1. 咨询的概念　汉语中"咨询"的含义是询问、谋划、商量，与之对应的英文 consult、advice 或 consultation，也是磋商、会诊、顾问、参谋、评议之意。

国外还有些学者从行为学的角度出发，将咨询称作是一种"介入"或"干预"。在日本，人们将咨询称为"诊断"。

最初，咨和询是两个词。"咨"意为商议，表示商量，例如，三国时期诸葛亮的《前出师表》中有"愚以为宫中之事，事无大小，悉以咨之，然后施行，必能裨补阙漏，有所广益"。"询"表示询问，意为征求意见或请教。例如，南北朝时贾思勰在《齐民要术》中曰："询之老成，验之行事"，意为向有经验的人请教，到实践中检验。也有学者认为，"咨"和"询"均有商量和询问之意，但前者通常用于官方，后者一般用于平民。

据有关学者考证，"咨"最早见于《诗经·皇皇者华》，其中有诗句"载驰载驱，周爰咨诹"，意为君遣使臣，要使臣悉心察访民间疾苦以告天下。《毛传》曰："咨事为诹"。"咨"在古书《舜典》中注释："咨亦谋也。"《春秋左传》中亦有"咨难为谋"的记载。"咨询"一词在我国出现得也很早。在我国最早的一批文化典籍中，如《尚书》《诗经》和《春秋》等，均有记载。东汉《楚辞章句》中王逸所著《九思·疾世》篇中就有"纷载驱兮高驰，将谘询兮皇羲"的论述，意为屈原离国远去，将要与伏羲商议。

古罗马教会曾选择一些有知识专长的人帮助主教，提供咨询，这种人被称为 consultor（顾问）。在西方国家，与"咨询"相关的词中英文对应词为"consult""consultation"，其早期含义是同他人商量、向别人或书籍寻求知识、共同商议或提出建议，后来又演绎出以重要之事与能给予明智劝告的人商量之意，即同有关专家谋划，向有关专家请教。

随着咨询活动的不断深入，咨询概念也在日益延伸和丰富，特别是当咨询从一个普通词语发展成为一个专业术语后，国内外诸多学者都试图以精辟、准确的语言描述其定义。

综上所述，对"咨询"的语义可做如下描述：咨询是向别人（或团体）征求意见，而且咨询者和被咨询者之间的接触往往是互通信息，协商或探讨、解决问题。咨询本身也含有商议、协商之义。

2. 咨询的性质　现代社会咨询已经成为一种专门的行业和产业，即专门为客户提供各种各样的咨询服务；但是咨询与其他行业的普通的劳务、代理、中间人等的服务都有所不同，也不同于一般的学术交流活动,它是以专门的知识和技术,协助用户解决复杂的问题。现在大多数专家学者都将行业咨询划入第四产业中,因为第四产业是以智力劳动和知识生产为主的产业,其中以科技和信息产业为主体。现代咨询也是一种研究性的智力劳动,研究的成果是一种知识产品。咨询的性质如下。

（1）咨询是一种社会化、应用性的科学劳动。

（2）咨询是信息、情报的处理与传播。

（3）咨询是一种智力服务,是知识的扩大再生产。

（4）咨询是市场经济条件下的经营性事业。

3. 咨询的特征 咨询的含义具有时代性的特点,咨询本身也是时代特征显著的一种社会现象和社会活动。如:古代的咨询活动和近代的咨询活动就有很大的不同,这些不同包括咨询组织的组成形式、咨询的手段和工具等;而近代的咨询活动相对于现代社会的咨询活动又有很大的不同,如各咨询机构的大小的变化与管理的完善程度、咨询活动本身的国际合作的实现、现代科学技术在其中应用的差异等。一般来说,现代咨询活动具有社会性、独立性、科学性、信息性、国际性、经营性、实用性、多样性等特征。

4. 咨询的分类 按照不同的划分标准,咨询活动可以分为许多不同的类别,以下是一些比较常见的咨询活动的形式。

（1）按照咨询组织在历史发展过程中的形式,可以分为个体咨询、集体咨询、综合咨询和国际合作咨询四种。

（2）按照咨询的服务对象来分,咨询可以分为企业用户咨询、政府用户咨询和个人用户咨询。

①企业用户咨询是指以企业为服务对象的咨询活动,是咨询机构运用自身资源,为企业达到特定的经营目标而提出的建议或者意见。

②政府用户咨询是指以中央政府或者地方政府为服务对象,为政府的某项政策措施的出台或者某项活动的进行提供参考意见或者建议的活动。

③个人用户咨询是指以自然人为服务对象的咨询活动。

（3）按照经营的目标来分,我们可以将咨询分为营利性咨询和非营利性咨询。

①营利性咨询一般是由居民个人、企业或者其他组织团体投资成立的,以营利为经营目的的组织机构,为解决企业或者政府的问题而提供有偿服务。需要说明的是,在现代社会市场经济条件下,咨询事业已经作为一项产业。应该说,营利性咨询活动是占据主导地位的。咨询业和任何一种行业一样,向其客户提供有使用性的咨询产品,客户在付出这种产品的价值之后并在使用其过程中获得相应的经济利益或者社会效益。咨询机构和咨询客户的关系,就和任何一种商品的生产者和其消费者之间的关系一样,是社会产品的生产与消费、供给与需求的关系。

②非营利性咨询是指不以营利为目的,主要从事社会公益性服务,其营业所得主要用于自身的发展事业,而不图他用。非营利性咨询机构一般是由政府投资或者社会捐赠成立之后作为政府的附属机构,为政府部门服务,或者在政府部门的允许下为特定的项目进行服务。

（4）按照咨询活动所设计或者侧重的领域来分,可以分为管理咨询、政策咨询、工程咨询、科技咨询（技术咨询）、财务咨询、信息咨询和综合咨询等很多类别。

二、咨询学概述

任何一门学科的产生都不是偶然的,咨询学也不例外。咨询学与天文学、物理学、文学、传播学等专门化的学科不同,其研究对象具有普遍化的特征,咨询学不是研究客观世界中某一特定的运动形式或者某一特类的物质结构和物质形态,其所研究的是在科学技术、文化教育、医药卫生、国防外交、企业管理、市政建设、经济建设、信息情报、大众生活等社会生活领域中所广泛存在的咨询现象和咨询活动。咨询学学者和咨询实务实践者们对于这些现象和活动的研究成果的理论总结和经验的归纳梳理就是我们所说的咨询学。

咨询学的产生是社会发展的需要。马克思主义认为,科学是一个不断发展着的开放体系,所以咨询学是顺应社会发展的需要而产生的。面对社会上日益增多和复杂的咨询问题,传统的自然科学家和社会科学家已经不能用既有学科的理论加以深刻阐释,也不能在实践上加以有效指导。在这样的情况下,咨询学作为一门新的学科便产生了。

咨询学的产生,不仅有着深刻的历史渊源和理论根源,还有着良好的社会背景作为必要的实践基础和生长环境。这两者为咨询学的产生提供了丰厚的土壤,使其能够在此基础之上日渐生长并且繁盛起来,最终得以形成一个完整、丰富的学科体系。

咨询学到底是什么呢?如何以科学的话语予以阐述和界定?这是我们在探讨咨询学这门学科之前所必须面对、解决和澄清的问题。关于"咨询学"这个咨询学理论体系中最基本的概念,目前学术界和实务界对其有几种代表性的看法。

卢绍君等在《咨询学浅说》一文中认为:咨询学就是关于咨询活动和现象的学问,它是一门面向实践的综合性应用学科,咨询学是情报学、经济管理科学、社会心理学、计算机科学、系统论等学科相互交叉渗透逐渐融合而形成的一门新兴学科。

现代咨询学是一门高度综合性的新兴学科,它综合运用自然科学、社会科学及工程技术的理论和方法去解决由于现代科学技术、生产的发展而带来的各种复杂的社会现象和问题。咨询学是研究咨询和咨询活动一般规律的科学。

对咨询学理论颇有研究的卢绍君在其《咨询学原理》一书中指出:咨询学的研究成果能产生巨大的社会效益和经济效益,有助于减少领导部门决策上的失误,应引起全社会的重视。卢绍君也指出我们应该注意以下几点:咨询学研究的核心问题是咨询活动的一般规律。咨询学是面向实践的应用性极强的综合性学科,是为领导决策服务的,具有实践价值。咨询学是智力劳动的结晶,是促进社会发展的财富。这些对于我们认识咨询和咨询学都是极有益的。

在综合比较了以上种种关于咨询学的界定之后,我们认为:咨询学是研究普遍存在于社会生活各个领域的咨询现象本质和咨询活动一般规律的科学,其目的是更好地为现代咨询活动提供理论指导,解决现代咨询活动中所遇到的理论和实践难题,它是介于自然科学和社会科学之间的综合性边缘学科。

(邱子津)

第二节 医学美容咨询的概念及意义

一、医学美容咨询的概念

1. 咨询的概念 咨询一词,本意是询问和征求意见,指以人际交流为基础的,为达到特定目的而进行的信息沟通过程。

2. 医学美容咨询的概念　医学美容咨询是以医学美容、心理学、人体美学、语言学、行为学等知识为基础，运用容貌分析和心理评估、预设方案建议、交流沟通等专业技能，为求美者提供医学美容咨询建议及一些预治疗方案的建议，并使医务人员与求美者的信息传递达到最佳效果，彼此都能准确表达自己的见解及理解对方意思，完成术前与术后交流沟通的医学美容实践。

医学美容是一项现代医学技术，具有较强的人文性、艺术性和社会性。其人文性部分体现在医学美容需通过咨询与求美者有效地沟通，才能达到医学美容塑造美或修复美的目的。医学美容咨询与沟通不仅仅是医学美容工作者必须具备的知识，也是合格的医学美容工作者的临床技能。

二、医学美容咨询的意义

医学美容咨询是医学美容实践的重要组成部分，也是医学美容过程不可或缺的环节。由于医学美容的目的、对象及方法的特殊性，咨询与沟通对于医学美容实践来说，具有十分重要的意义。

1. 医学美容咨询是医学美容服务的首要环节　医学美容服务是一个面对求美者的服务过程，涉及许多环节。审美心理沟通、审美观念交流、医学美容技术应用的效果与并发症等，均是服务过程中交流沟通的重要内容。医学美容咨询与沟通是医学美容服务实施的首要环节。从形式上说，医学美容咨询是医学美容服务的起点或开端；从重要性方面说，医学美容咨询的质量或效率直接影响到后续的医学美容服务，乃至整个医学美容服务的过程。因此，良好的医学美容咨询是高质量医学美容服务的首要且重要的环节。

2. 医学美容咨询贯穿医学美容服务的始终　医学美容服务从医学美容咨询与沟通开始，并贯穿始终。在求美者从进入美容医院前，求美者就通过电话、网络进行医学美容咨询，进院后进入现场咨询；手术或医学美容技术实施后进入术后的围手术期咨询沟通；以后从医学美容客服管理的角度，还要通过咨询沟通与求美者建立长久的联系。所以说，医学美容咨询与沟通自始至终贯穿医学美容服务的全过程。

3. 医学美容咨询对医学美容效果有重要影响　美容在于感觉良好，医学美容的根本目的是求美者治疗后的感觉良好。医学美容咨询与沟通对于医学美容最终的效果，起着积极的促进作用。具体可以通过如下环节保证医学美容的效果。

（1）通过引导求美者选择合适的医学美容方法，达到理想的结局。医学美容咨询师面对求美者的咨询要迅速判断出求美者的人格类型，了解求美者的需求，思考应该为求美者选择什么样的技术，以及何时是最好的施术时机等，各种因素必须全面考虑，才能使求美者感觉到医学美容效果良好。

（2）通过术前咨询，在最低限度影响求美者手术/治疗愿望的前提下，尽可能让求美者了解医学手段对其需求改善的有限性和可能引发的医疗风险，以降低求美者对医学美容效果的过高期望值，从而提高求美者对手术/治疗效果的满意度。

（3）通过术后咨询对求美者实施积极的心理暗示，改善求美者自身的积极体像，从而获得求美者对手术/治疗效果的认可。

（4）通过回访对求美者进行安慰性与解释性的咨询，打消求美者对手术或治疗效果的疑问与顾虑，使其获得安全感与亲切感，从而使求美者认可治疗效果。

临床医学有句俗话——"三分治疗，七分护理"，将此话套用到医学美容，也可以说"三分治疗,七分咨询"。如果没有充分的咨询沟通服务,有时治疗难以顺利进行,也不易达到最佳效果,而且容易产生纠纷。

4. 医学美容咨询是预防纠纷发生的关键 医学美容是临床医学中纠纷发生比较多的领域。想要进行医学美容手术的部分求美者或多或少存在一些心理问题,这是一个客观原因。此外,医学美容服务工作中的咨询工作做得不到位也是一个重要因素。认真分析一些纠纷发生的原因可以看出,其中因求美者咨询时与医者沟通不足导致的非技术性原因是引发医疗纠纷的主要因素。此外,心理因素导致的医疗纠纷大部分也是沟通不够造成的。例如,术前向求美者夸大描述手术效果与手术的无痛性,或是没有交代清楚有关医学美容手术后会出现的并发症,是常见的沟通不善因素。

对于医学美容咨询与沟通来说,医学美容咨询人员的态度应该是积极的,说话一定是小心谨慎的,要懂得信息传递的适应性,不良信息要缓慢沟通,关键的话要在关键的时候说。如果能做到完成了整个医学美容服务后,就算技术上有难免的缺陷,求美者仍然基本满意,医学美容咨询人员才算是专业和成功的。

5. 医学美容咨询本身就是医学美容服务的手段 咨询的本质就是服务。医学美容的实践不仅仅是技术实施的过程,更重要的是求美者与医者之间的交流沟通过程。从外形来看,求美者的缺陷并不十分复杂,但是要了解求美者的求美动机、期望的结果是十分重要的,需要深入沟通。从某种意义上说,沟通与美容技术本身一样有着同样重要的地位。咨询与沟通是医学美容服务的重要内容,也是必不可少的手段。

6. 医学美容咨询是医学美容项目及产品推广的有效方式 医学美容咨询师的存在一定程度上是为了促进和实现营销。一个优秀的医学美容咨询师不但可以对求美者进行中肯的美学评估,了解求美者的需求,解答求美者对最渴求项目的疑问,还能顺其自然地将适合的其他项目成功推荐给求美者,让求美者渴望达成更多的求美目的。经过医学美容咨询师的初步推荐,再经过专业医生的进一步沟通,专业医生将医学美容咨询师推荐的项目进行更为科学的删减和组合,帮助求美者更合理地进行综合设计,从而帮助其实现求美目的,这也体现了医学美容咨询师和专业医生之间的配合关系。

(眭师宜)

第三节 医学美容咨询学的学科基础

一、医学美容咨询与沟通学

沟通学是医学美容咨询最为重要的基础课程,因为医学美容咨询的过程,就是与求美者沟通的过程。没有良好的沟通,再好的医学美容技术都没有用武之地。成功的技术实施并不一定有成功的结果,而造成这种情况的多数原因是沟通出了问题。

医学美容咨询涉及许多信息的传递,如审美信息、技术信息、心理信息等;没有精心设计的沟通程序与良好的沟通技能,很难圆满地完成医学美容咨询的任务。

二、医学美容咨询与身体美学

医学美容的基本任务是塑造人的身体美与容貌美,因此,必须以容貌美学与身体美学为基础。不懂得身体美学与容貌美学的基本原理,没有能力对人的容貌与身体进行基本的评价和审美,就无法从事医学美容的咨询工作。有这样一种说法,所有的医学美容咨询都离不开医学美容设计,而身体、容貌美学便是医学美容设计的基础。

三、医学美容咨询与医学美容技术

医学美容咨询与医学美容技术的表面区别在于"一个动嘴,一个动手"。其实对于一个合格的美容医生来说,这两者均十分重要。一个优秀的美容医生应该具备良好的操作与表达能力。专业医学美容咨询工作虽然看起来不像主刀医生那样进行实际操作,但是应该如同主刀医生一样熟悉医学美容技术操作过程中的每一细节。也就是说,医学美容咨询对医学美容技术知识的掌握,不应该仅仅局限于书本,而应该更为实际地掌握。我们常常说,百闻不如一见,美容咨询师应该实际地掌握任何一种医学美容技术的适应证、并发症、可能遇到的问题,以及实际效果。只有精确地掌握,咨询过程中才可能令求美者信服。

四、医学美容咨询与心理学

有经验的医学美容工作者都知道,求美者是较容易出现心理问题的一个群体。没有美容心理学与医学心理学知识,医学美容咨询不可能是一个完整的咨询。再说,医学美容表面是在塑造人的外表形象,从本质上说是解决求美者对自己形象的感受,通俗地说,即求美者寻求自己对自己的良好感觉!从这个意义上说,不论手术的成功与失败,均与人的心理感受有关。在评价手术效果时,并不是完全客观的,求美者的主观感受是其中主要的因素之一。

五、医学美容咨询与营销学

医学美容服务不仅仅是一种技术服务,同样也是一种销售服务。医学美容咨询师不仅要关注医学、美学的原则,也要兼顾商业原则,也就是说,医学美容的人际关系不仅仅是医患关系,同时也是销售关系,即销售者与消费者的关系。如何建立成功的销售关系,必须借助于营销学的知识,因此,做好医学美容咨询工作,还必须学习营销学的知识,培养推销意识与销售技巧。从营销学角度上说,再好的塑造美丽的技术,如果没有人愿意接受,那么这种技术毫无用武之地,又如何证明是一个好技术呢?

六、医学美容咨询与法学

医学美容是非常严谨的一门学科,是在医疗范畴内的活动,医学美容的操作规范、仪器使用规范、药品使用规范,都关系到求美者的健康甚至生命,都要遵循国家法律法规的要求,确保美容受术者的安全。在医学美容咨询的过程中,也一定要注意哪些话可以说,哪些不可以承诺,不可一味追求商业利益而盲目夸大手术的效果。此外,医学美容行业还关系到人们的隐私权和名誉权,从业人员一定要具备相应的法律素养。

随着社会的进步,求美需求的不断增加,国家对美容行业也越发关注,不断推出了很多相应的法律法规加以约束和管理,以保证求美者的健康安全。因此,医学美容的从业人员,必须了解相应的规章制度。

首先,作为医学美容实际操作的医生,必须遵循《中华人民共和国执业医师法》的相应规定,从业人员要遵循《医疗机构从业人员行为规范》的要求。其次,《医疗机构管理条例》《中华人民共和国侵权责任法》等文件对各层级的医学美容机构进行了分级管理和基本要求,美容机构不应超出各自审批的范围进行营业,避免造成不可承担的后果。在信息、科技、品牌认知度都空前发展的背景下,夸大术后效果甚至虚假宣传的广告屡见不鲜,因此,国家公布了《医疗广告管理办法》,以保障就医者能够获得真实的信息,以及做出正确选择的权利。

近年来,注射整形发展迅速,国家也在不断推出相应办法加强管理。例如,2016 年国家食品药品监督管理总局就发出了《总局办公厅关于加强注射用 A 型肉毒毒素管理的通知》,督促各级食品药品监督管理局严格按照《医疗用毒性药品管理办法》(国务院令第 23 号)和《关于将 A 型肉毒毒素列入毒性药品管理的通知》(国食药监办〔2008〕405 号)中的相关要求,加大对行政区域内药品生产经营企业的监督力度。

(刘 波)

实训项目一 分小组进行模拟"医学美容咨询的准备"

1. 实训目的

(1)掌握医学美容接待的准备工作。

(2)掌握医学美容咨询的准备要求,提高接待服务能力。

2. 实训内容

(1)物质准备:咨询室陈列品、顾客的预约与总结。

(2)个人准备:个人仪容、仪表。

(3)知识准备:具体项目和活动。

(4)心理准备:咨询主体心理准备。

3. 实训组织

(1)3～5 人一组,每组选出 1 人作咨询接待人员,1～2 人作为"求美者",其他人员根据场景模拟具体安排,进行场景模拟训练。

(2)其余同学仔细观察细节,注意模拟人员的行为及言语,找到有积极影响的因素,并记录自己的收获。

(3)讨论:参与者谈谈角色感受,观察的同学谈谈模拟训练的优缺点。

(4)根据医学美容接待的流程和评价标准,对各组的表现进行评价。

4. 评价标准

(1)能运用适当的语言进行沟通。

(2)模拟的建议有效合理。

(3)语言清晰、流畅,仪态大方。

5. 实训记录 通过训练,自己的收获是什么?

(邱子津)

第二章 医学美容咨询的原则、方法与流程

第一节 医学美容咨询的原则

目前的医学美容市场上有三种基本原则,即医疗原则、美学原则和商业原则,三者各有优缺点,真正的医学美容咨询应该贯彻统一的原则,才有利于医学美容市场健康、有序地发展。

一、医疗原则

医疗原则是以严格的医学技术原则为准,是医学美容实践的底线原则。该原则强调医学美容服务必须建立在医学科学基础之上,要尽可能地保证求美者的安全与无伤;并且,在与求美者沟通的时候,咨询师不能只为了实现手术,而忽视必要的医学解释。但在沟通时如果只强调医疗原则,不注意讲究说话的艺术,常会表现出一种过分的、保守的态度。

二、美学原则

美学原则是强调用医学美学的标准进行医学美容服务的原则。求美者的美丽是以专业人员高超的技术水平来完成的,从这一意义上说,医学美容技术是医学美容竞争的核心生产力,但技术本身并不是商品,更不等于美丽,能不能给求美者带来美丽是医学美容从业人员首先应该考虑的事情。因此,用审美的眼光进行医学美容服务,美学原则是必不可少的。

三、商业原则

医学美容服务既然已经成为商业化的医疗服务的一部分,就不能不顾及商业准则与原理。如何使医学美容效益最大化,必然是每一位从业人员必须考虑的事情。商业原则不能成为唯一的原则,必须与美学原则和医疗原则之间形成一种平衡关系。在医学美容高度市场化的今天,我们经常可以看到一些医学美容机构以伤害求美者的利益来赚取自己的经济利益的现象。可以确信,这种行为是一种短视行为,如此长期下去,必然损害医学美容行业自身的长远利益。

从目前医学美容市场上的情况来看,常有两种极端的表现:一种是商业至上的原则,从广告到现场咨询,一味用鼓动性的语言,夸大医学美容效果,副作用一概不谈,引诱求美者上钩;另外一种则是过分保守的态度,以严格的医疗原则为准,不注重咨询沟通的技巧。前者可能招揽到更多的求美者参与医学美容手术,但是后期问题会很多;后者尽管问题相对少得多,但医学美容手术数量也自然会少。

所以医学美容咨询不能过分强调某一个原则,应该将医疗原则、美学原则、商业原则相统

一。这样既强调医疗原则这一底线原则,又能协调实现美学原则,平衡商业原则,力求在求美者身上实现美的价值,同时实现自己的商业价值,这才是从事医学美容事业的根本。

（刘　波）

第二节　医学美容咨询的方法

一、医学美容咨询的基本要求

1. 通俗的专业化语言　医学美容专业人员与求美者的对话绝大多数情况下是专业人员与非专业人员的对话,应该从求美者立场与信息最佳传递方式的立场出发,使用通俗的专业化语言。所谓通俗的专业化语言,是指应该用求美者听得懂的语言,但又不能完全是口语化的言辞,应符合医学美容咨询师专业者的身份。一个好的医学美容咨询师,心中好比有一部医学美容科普读物,用通俗的专业化语言与求美者沟通,如此才能取信于求美者。

2. 专业而不失亲切　医学美容既与临床医学相似,又不同于临床医学。某些传统的临床医生总喜欢以专家、学者自居,对患者发号施令。医学美容咨询师或美容医生绝不能采取这种家长式的医患关系模式。应该与求美者建立亲密的关系,但又不可以失去一种专家的身份。因此,我们主张的关系应该是专业而不失亲切。

3. 投其所好的建议　美容的需要并不是一个非常客观化的需要。洞察求美者的审美需要,是每一位咨询师最基本的能力。这里需要注意的是,不能总以客观的或咨询师的审美观来理解求美者的审美需要。必须首先尊重求美者的审美偏爱,在“投其所好”的前提下,讨论手术的可能与不可能。

4. 积极肯定的回答　美学的态度是一种积极的态度,也是医学美容咨询师的基本态度。对于求美者的问题,应该客观回答,但也要考虑到非专业人员对一些医学术语理解的困难。例如,“肉毒素”除皱是一种十分安全的微创除皱方法。但是对于“毒”字,求美者难免有恐惧心理,医学美容咨询师可使用“生物制剂”替代,既符合医学名词规范,又避免求美者误解。此外,在解释其原理时,选用“药物舒缓肌肉”,而不用“药物使肌肉麻痹”。

5. 缓慢的适时的交代　医学美容是一种创伤性塑造美丽容貌的方法。对于医学美容“创伤性”的关注,在求美者中普遍存在。如何交代手术的损伤与痛苦,是一个十分专业的沟通咨询课题。不交代与解释此类问题是违反医学道德原则的,同时也有可能带来以后的麻烦。交代此类问题切忌以开门见山的方式,基本原则是缓慢的、适时地交代,话不可以一次说完,除非求美者马上就要上手术台。

6. 全程咨询服务的理念　咨询服务应该贯穿医学美容服务的始终。许多求美者对咨询服务的理解不完整,以为仅在医学美容服务的开始才需要咨询,其实,医学美容咨询师对求美者的服务总是以咨询相伴随的。因此,应该树立全程咨询的理念,并制订出一整套连续的制度,保证咨询工作的质量,从而提高医学美容服务的质量,实现最大的效益。

二、医学美容咨询的基本交流方法

1. 咨询交流技巧　接待求美者必须在较短时间内使求美者产生亲切感、信任感,才有可能使审美操作一步一步地在求美者的配合下顺利进行。对于不同层次、职业、年龄,乃至不同需求的求美者,我们不能以传统的医患关系来接待,而应以亲切的、友人式的姿态出现,并采用灵活多变的接待技巧。

(1) 消除羞怯法:不少求美者,由于不同的原因,与医学美容咨询师首次接触时常羞于启齿,流露出尴尬的表情,此时医学美容咨询师应热情、亲切,使用"爱美是正当的,到我们这里来的都是爱美的,不用难为情"等言语消除其羞怯心理,然后再逐步进行询问、交流,使气氛融洽、轻松。

(2) 由点到面法:从其要求改变的某一部位开始沟通,晓之于理,巧妙地延伸至其他相关部位,说明美的协调性与整体性,以得到其理解。

(3) 开诚布公法:不少求美者是抱着向医学美容咨询师进行全面讨教的心情前来就医的,可根据其年龄、文化、职业、需求说明整体审美的意义,再逐步地进行全面的审美交流,取得其信任。

(4) 耐心倾听法:少数审美心理偏执的求美者,常喋喋不休地阐述其并不明显的缺陷,提出近乎难以达到的造美要求。医学美容咨询师必须保持极大的耐心,并予以同情理解,偶尔婉转地表达自己的观点,待其较为信任后,再适当地阐述正确的审美观与审美标准,以取得其信任。

2. 熟悉求美者关心的问题 有些问题求美者经常问到,必须根据各自机构的有关情况,专门写成咨询会话脚本,提供给每一位医学美容咨询师,熟练记忆,并合理发挥。具体问题如下。

(1) 手术医生的职称、学历、专业水平、手术熟练程度及既往手术量等。

(2) 手术的原理和方法是什么? 手术可达到什么样的效果? 手术效果可维持多久?

(3) 手术用什么材料? 是国产还是进口的? 材料是否对人体有害? 能否被人看出或摸出?

(4) 手术需要多长时间? 手术是否疼痛? 采用什么麻醉方式? 疼痛程度如何?

(5) 手术后愈合恢复需要多长时间? 几天后才能正常上班而不被人看出有任何手术迹象? 是否需要住院治疗? 住院几天?

(6) 手术有无风险? 是否有并发症? 万一出现如何处理? 是否免费处理?

(7) 手术是否有合同、保证书等?

(8) 手术前后有哪些注意事项及护理要求?

(刘 波)

第三节 医学美容咨询的流程

一、医学美容咨询的基本流程

接待
(问候、引导、一般介绍)
↓
美容咨询专业人员
(专业咨询、确定手术、交纳预付金、确定医生)
↓
医生咨询
(专业咨询、进一步确定手术方案、签署自愿书、交代手术可能的问题)

二、医学美容咨询的渐进性流程

医学美容咨询的渐进性流程有一点类似防御性战场上的"防线",咨询不可能一次完成,应该避免工作的不到位,或求美者对美容咨询专业人员的偏见、不信任,应该让其会见更多的美容咨询专业人员,从而保证咨询的成功。每一个环节都要力争咨询成功,不论何种原因导致咨询受挫,美容咨询专业人员均有责任将求美者向下一个环节输送。

美容咨询专业人员
(力争确定手术;求美者有疑虑时或技术问题无法回答时输送给下一个环节)

↓

专科医生
(专业咨询、确定手术;求美者犹豫不定时输送给下一个环节)

↓

专家/门诊主任
(专业咨询、进一步沟通,力争求美者的合作)

三、医学美容咨询的个人负责制

医学美容咨询是一个专业性很强、个性化十足的服务,采取咨询责任制一方面可以调动美容咨询专业人员的积极性,也容易为求美者提供前后一致的咨询服务。因此,在美容咨询专业人员充足的情况下,可以采用个人责任制的方式,让美容咨询专业人员对顾客全程负责。

(申芳芳)

实训项目二 分小组进行模拟"医学美容咨询的基本流程"

1. 实训目的
(1)掌握医学美容接待的流程。
(2)掌握医学美容咨询的基本交流方法,提高接待服务能力。

2. 实训内容
(1)根据所给场景,加上合理想象进行情景模拟训练。
(2)分析场景中模拟人员的表现,找出对咨询接待有积极影响的因素。
(3)熟练应用沟通技巧。

3. 实训组织
(1)3～5人一组,每组选出1人作咨询接待人员,1～2人作"求美者",其他人员根据场景模拟具体安排,进行场景模拟训练。
(2)其余同学仔细观察细节,注意模拟人员行为及言语,找到有积极影响的因素,并记录自己的收获。
(3)讨论:参与者谈谈角色感受,观察的同学谈谈模拟训练的优缺点。
(4)根据医学美容接待的流程和评价标准,对各组的表现进行评价。

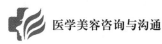

4．评价标准

（1）能运用适当的语言进行沟通。

（2）对模拟的建议有效合理。

（3）语言清晰、流畅，仪态大方。

5．实训记录　通过训练，自己的收获是什么？

实训项目三　分小组进行模拟"医学美容咨询的渐进性流程"

1．实训目的

（1）掌握循序渐进的接待流程。

（2）熟悉渐进性流程和基本流程的区别。

（3）提高接待服务能力。

2．实训内容

（1）根据所给场景，加上合理想象进行情景模拟训练。

（2）分析场景中模拟人员的表现，找出对咨询接待有积极影响的因素。

（3）熟练应用沟通技巧。

3．实训组织

（1）4～6人一组，每组选出1人作咨询接待人员，1～2人作"求美者"，其他人员根据场景模拟具体安排，进行场景模拟训练。

（2）其余同学仔细观察细节，注意模拟人员行为及言语，找到有积极影响的因素，并记录自己的收获。

（3）讨论：参与者谈谈角色感受，观察同学谈谈模拟训练的优缺点。

（4）根据医学美容接待的流程和评价标准，对各组的表现进行评价。

4．评价标准

（1）能运用适当的语言进行沟通。

（2）对模拟者的建议有效合理。

（3）语言清晰、流畅，体态大方。

5．实训记录　通过训练，了解渐进性流程和基本流程的区别，并记录自己的收获。

（刘　波）

第三章 医学美容服务与医学美容咨询师

第一节 医学美容服务

一、医学美容服务概述

（一）医学美容的概述

1. 医学美容的定义 根据原卫生部的相关规定，医学美容是指运用手术、药物、医疗器械以及其他具有创伤性或者侵入性的医学技术和方法对人的容貌和人体各部位形态进行的修复与再塑。该定义对医学美容目的、方法和属性做了概括性的描述，是能较全面概括国内目前医学美容现状的定义。

2. 医学美容的范围 根据原卫生部的相关规定，医学美容的范围可以如此界定：一是从手段上说，医学美容是运用手术、药物、医疗器械及其他具有创伤性或者侵入性的医学技术方法来实施美容术，这就是说，医学美容一个最重要的特征就是具有创伤性，或者说一切有创伤性的美容就是医学美容；二是医学美容是人的容貌和人体各部位形态的修复与再塑，以达到机体有关机能的改善、恢复或重建。医学美容是一门科学，也是艺术，可以说身体体表的任何部位均可以是医学美容实施的范围。随着医学科学技术的发展，医学美容所涉及的范围将体表和体内重要脏器功能并重。健康支撑美丽，医学美容维护并促进健康。

（二）医学美容服务的对象及其特点

医学美容服务的对象，从不同的学科角度会有不同的描述方式。传统临床医学观念常将医学美容服务对象称作患者或病人；按服务与经营理念也可以称医学美容服务对象为顾客、客户等；按医学美学与心理学观点还可以用更为中性的称呼——求美者。由于医学美容首先属于医学范畴，亦称求美就医者。医学美容服务对象是一个特殊群体。

1. "健康的"医学美容服务对象 从传统的医学模式上看，医学美容服务对象不同于其他临床科室，从表面上看，往往是健康人，即大多数不存在躯体疾病。这些人不是为了解除机体的病痛或抢救生命而求医。

2. "心理问题"的高发群体 从心理学角度上看，医学美容服务对象是心理问题的高发人群。医学美容服务纠纷发生率较高，其中与医学美容服务的目标和性质有关，也与求美者的心理问题有关。

3. 主观与客观双重需求者 精神或心理医学解决的是患者的心理问题，其他的临床医学均是解决患者的机体问题。医学美容则不同，它所面临的基本任务是解决求美者主观与客观的双重需求问题。因为"美"本身不仅仅是容貌形体本身的形态,也关乎求美者自我的审美知觉。

（三）医学美容服务的社会属性

医学美容作为临床医学的组成部分,除了医学技术属性的高度一致性以外,还具有更强的人文社会属性,以及与临床医学不同的市场化属性。这些特殊属性使医学美容服务不同于一般的医学服务(表 3-1)。

表 3-1　医学美容服务与一般医学服务的区别

区 别 要 素	医学美容服务	一般医学服务
目的	美化容貌和形体, 满足求美者的心理需要	治病、防病、康复,满足健康的需要
对象	求美者或损容性患者	患者
手段	医学技术	医学技术
社会属性	市场化的服务	医学保障系统
场所	80％在民营机构	公立机构

（四）医学美容服务的人文属性

医学美容咨询师职业的出现及存在是医学美容服务特殊的人文属性与社会属性的具体体现。一般的临床医学核心任务是诊断与治疗,即使用合理的临床医学技能与技术,准确诊断疾病,选择合适的治疗方案,并加以实施。这些过程主要由医生、护士,以及相关医技人员完成。医学美容服务过程同样离不开这些临床技术操作环节,但不限于这些。医学美容咨询师要面对作为顾客的求美者,了解他们内在的审美需要,要与他们做细致的沟通,达成审美一致与可接受的关于服务内容的共识。美容手术不同于一般的疾病手术,前期与求美者的沟通十分重要,术前咨询师要了解求美者的需求以及通过手术想要达到的效果,还要将手术的过程、术后的反应及可能存在的危险等向求美者一一介绍清楚,咨询师了解医学美容相关知识,熟知本机构内每位专家的技术水平、风格、特点,会根据求美者的需求向其推荐最合适的医生。专业的医学美容咨询是在与求美者沟通的过程中,以最快的方法介入,以最有效的方法了解到求美者心理和身体情况及美容的目标。咨询师奉行全程服务的理念,从为求美者解答问题、制订美容方案、选医选术到离院回访、术后指导等,从始至终提供咨询服务。总之,医学美容咨询师的工作是对医生与护士原有临床服务内容的重要补充。

二、中国特色医学美容

（一）中国医学美容的特色

中国医学美容发展走过一条像中国经济发展一样的具有特色的道路,概括地说有四大特色。

（1）医学美容首先是一个学科体系。从学科角度看,中国的美容医学是整体学科或整合体系的医学美容。根据原卫生部相关文件规定,医学美容学科有美容外科、美容皮肤科、美容牙科、美容中医科等分类,医学美容是临床一级学科。

（2）中国医疗服务体制以国家力量为主导,这是长期存在的一个事实。对于高度商业化的医学美容服务而言,在中国发展的早期依然是以公立医疗为主体发展起来的。至今,国家卫生制度在高度商业化的医美行业中仍有决定性影响作用。

（3）中国医学美容服务行业相比发达国家，走了一条高度商业化，特别是产业化的发展之路，如今大型产业化医美机构占据了中国医学美容行业"大半江山"。

（4）大健康与大美业形态背景下，所形成的渠道医美模式，也成为中国特色医学美容的一大领域。

以上中国医学美容特色的后两个因素，直接促进了医学美容咨询岗位的诞生与发展，并吸纳了大量的从业人员。

（二）中国医学美容咨询服务发展的趋势

（1）行业对医学美容咨询师的认知将更加成熟。医学美容咨询是一种专业性很强的职业。现在，越来越多的医学美容机构都已设置该类专业岗位，另有一些医学美容机构由医生或护士兼顾医学美容咨询工作。随着医学美容事业的不断发展，医学美容咨询师岗位将进一步确立。

（2）多元化的医学美容咨询服务模式与医学美容咨询师形态。中国未来的医学美容经营模式将会是多元化的形态，例如，在原来大型直客店的形态下，会有以医生为主导的有特色的中小型机构。不同形态下的医美机构，医学美容咨询师的形态也会有差异，有些机构甚至不设专门的医学美容咨询岗位，或由护士承担相关咨询服务功能。我们认为，中国医学美容未来多元化发展的趋势，不会影响医学美容咨询师存在，只会决定医学美容咨询师存在的形态。

（3）在医学美容咨询服务中美容医生不可缺席。医学美容咨询服务的主体是谁？理论上讲一定是医生。美容医生缺席医学美容咨询服务是医学美容咨询的最大误区之一，这种缺失一方面是中国医学美容经营体制带来的，还有一方面就是美容医生自身的素质造成的。医学美容咨询师作为美容医生助手的定位越来越被接受，同时与医学美容咨询服务相关的专业岗位也会涌现，如医学美学设计师、皮肤健康管理师、医学美容心理咨询师甚至性美学导师等。

（4）人工智能与3D。数字化医学美学设计将助力医学美容咨询服务。AI技术在皮肤咨询、老化面容咨询及面部形态美学设计、乳房医美设计咨询等领域发挥巨大的作用。该领域技术的发展，对医学美容咨询人员的专业技能提出了更高的要求，未来甚至会出现专门的3D医学美学设计岗位。

（5）移动医疗与互联网医学美容发展将推动线上医学美容咨询师的专业发展。移动医疗与互联网医学美容发展方兴未艾，这也是医学美容服务发展的新型态。该领域的发展与医学美容咨询密切相关。线上医学美容咨询服务是移动医疗中十分重要的组成部分。现在有不同形式的医学美容线上平台，如医学美容社区平台新氧、第三方平台美呗等。

第二节　医学美容咨询师的概念与定位

一、医学美容咨询师的定义与种类

（一）医学美容咨询师的定义

医学美容咨询师的称呼很多，国内主要的称呼如下：第一类是顾问咨询，如医学美容咨询师、医美顾问;第二类是美学设计类,如医学美学设计师、医美形象设计师、美学设计师;第三类是医学助理类,如医生助理、医务助理等。

根据中国整形美容协会医学美容咨询专家委员会的定义,医学美容咨询师是以医学美容、心理学、人体美学等专业知识为基础,运用容貌和心理分析、预方案设计等专业技能,为求美者或损容性疾病患者提供医学美容咨询建议,并协助医生进行沟通交流的专业咨询服务人员。

该定义将医学美容咨询师定位为高度专业化的医学美容服务人员,不是简单的医学美容服务销售者。

(二)医学美容咨询师的种类

中国医学美容机构呈现多元化的经营与服务形态,医学美容咨询师可分为现场咨询师、前端咨询师、后端咨询师、线上咨询师等。

(三)医学美容咨询师与医生的关系

首先,医学美容咨询是医学美容服务的重要组成部分,常规状态下,医学美容咨询也是医生的重要职责,但是由于此环节工作的重要性和复杂性,所以产生了医学美容咨询师的岗位。所以,临床上许多医学美容机构都是由医学美容咨询师与医生、护士共同完成医学美容服务过程。

其次,医学美容咨询师与医生是分工合作关系,医生的工作重点在于手术,而医学美容咨询师的工作重点在于帮助求美者充分了解医生的治疗手段,保证治疗及术后康复过程的顺利。

最后,医学美容咨询师在更多的情况下应该是医生的可靠助手,协助医生与求美者进行更为细致的沟通和服务管理等。应该特别注意,医学美容咨询师不能脱离医学美容医生的指导单独接诊求美者,或者独立开具各项治疗项目、处方及其他任何与医疗有关的处置。

二、医学美容咨询师的作用与定位

(一)医学美容咨询师的双重身份

医学美容咨询师具有技术人员与服务人员的双重身份。一方面,医学美容咨询师是卫生辅助技术人员,熟悉医学美容技术是其必须具备的基本条件;另一方面,从服务营销学角度讲,医学美容咨询师实际也是第一线的服务人员,他们的业务能力如何,直接关系到机构的服务质量、技术水平及经营业绩。

(二)医学美容咨询师是医学美容行业最缺乏的人才

当然这里说的是真正合格的医学美容咨询师。许多医学美容机构的负责人还没有意识到这类人员的重要性,多数机构的这个岗位一般是护士或医生兼任。他们缺乏专门训练,做起咨询工作或多或少地缺乏完整性。当然也有些机构为了提高销售业绩,索性聘请一些在美容院工作过的"美容顾问",这些非医学美容专业人员往往表现出良好的销售能力,但是由于缺乏必要的医学美容基础知识,咨询过程会出现漏洞,带来隐患。

(三)医学美容咨询师是需要学习、训练的专业职业人员

根据中国整形美容协会医学美容咨询专家委员会给医学美容咨询师下的定义,医学美容咨询师知识结构和职业技能需具有广博性、综合性和复合性。广博性与综合性体现在其知识

范围涵盖了医学美容、人际沟通、人体美学、美容心理学,以及服务与经营管理等领域,与美容医生和护士重叠的部分集中在医学美容专业技术方面,独特的方面在社会人文知识背景,如人际沟通、服务与营销等。复合性体现在医学美容咨询师的核心技能——交流沟通,具体到实质内容主要为四大服务技能:咨询服务技能、需求评估技能、预设方案技能,以及康复指导及信息管理技能。医学美容咨询师技能的独特之处在于将专业、服务、咨询结合,从而形成复合的技能。以顾客的需求评估为例,合理的需求不仅要有客观的美学分析,还要有关于顾客心理的分析;不仅要满足顾客的消费心理,还要考虑医学适应证与禁忌证。总之,相对于医护人员掌握的知识而言,前者是宽而浅,后者是专而精。

第三节　医学美容咨询师的知识与技能

医学美容咨询师是一个知识技能型职业,医学美容咨询师必须能够独立完成咨询服务岗位流程的常规性和非常规性工作,所以需要掌握医学美容相关基础知识、容貌美学分析与评估的专业技能,熟悉心理咨询的方法,准确把握求美者的心理,与他们进行有效的沟通。医学美容咨询师的基本要求如下。

一、医学美容咨询师的知识要求

医学美容咨询师的知识背景应该包含医学美容、人际沟通、人体美学、美容心理学,以及服务与经营管理等方面的知识。

(一)人际关系与沟通学知识

人际沟通学是医学美容咨询最为重要的基础课程,因为医学美容咨询的过程,就是与求美者沟通的过程。手术成功并不等于患者满意。沟通得成功与否在相当程度上关系到能否取得满意的医学美容效果。

(二)美学与人体美学

医学美容的基本任务是塑造人的身体美与容貌美,因此容貌美学和身体美学是医学美容的基础。医学美容咨询师一旦缺乏人体美学与容貌美学的基础知识,就没有能力对求美者的容貌与身体进行基本评价,从而无法完成医学美容咨询工作。

(三)心理学与美容心理学

没有美容心理学与医学心理学知识,医学美容咨询不可能有一个完整的咨询体系。在评价手术效果时,往往并不一定很客观,求美者的主观感受才是评价手术结果的最主要因素。

(四)服务与经营管理学

医学美容服务不仅仅是一种技术服务,同样也是一种销售服务。也就是说,医学美容涉及的人际关系不仅是医患关系,同时也是销售关系,即销售者与消费者的关系。建立成功的销售关系必须借助于营销学的知识,因此,要做好医学美容咨询工作,还必须学习营销学的知识,培养营销意识与销售技巧。从营销学角度说,纵然有最好的塑造美丽的技术,但是如果没有人愿意接受服务,那么这种技术也无用武之地,更无法证明是一个好技术。

二、医学美容咨询师的技能要求

（一）咨询服务技能

医学美容咨询师的重要任务是进行咨询服务，因此其核心技能是围绕咨询服务展开的，具体说来包括如下方面。

1. 咨询服务技能 包括电话沟通技能、网络互动技能、前台接待技能、现场咨询技能等。

2. 医学美容项目介绍技能 包括对本机构能够开展的项目、专业医生及特点、常用材料设备进行介绍。

3. 医学美容咨询信息采集技能 包括采集病史、求美者情况登记与记录、有关咨询信息的采集与整理、咨询过程中图像资料的运用等。

（二）需求评估技能

求美者的需求评估包括获取需求信息与引导需求的基本技能。

1. 求美者的需求评估 把握求美者主观与客观需求的能力；了解求美者的需求模式；掌握评估求美者需求的方法。

2. 求美者需求的获取及合理引导 获取求美者需求与合理引导求美者需求的基本技能。

3. 容貌分析与审美评估的技能 熟悉容貌分析的基本方法，能借助一定的容貌分析工具与媒介进行容貌分析。

4. 心理状态评估的技能 一般常见心理评估，如情绪评估、压力评估、人格评估、病态心理评估；熟悉求美者常见的心理问题；掌握求美者心理禁忌证。

（三）预设方案技能

提出医学美容咨询预设方案的设计建议是医学美容咨询的重要任务，也是一个基本技能。

1. 制订美容预设方案的基本技能 包括制订医学美容预设方案的原则、制订医学美容预设方案的设计程序、医学美容预设方案的内容、医学美容预设方案与求美者的协商原则，以及提交咨询预设方案建议前的告知义务。

2. 医学美容具体项目的预设方案 包括美容外科、美容皮肤科、美容牙科及美容中医科预设方案。

3. 预设方案分歧与解决原则和方法 熟悉预设方案产生分歧的原因，以及预设方案产生分歧的解决原则与方法。

（四）康复指导及信息管理技能

康复指导及信息管理技能主要体现于医学美容后期服务，高质量的后期服务可有效减少或避免医疗纠纷的发生，提高求美者的医学美容满意度。

1. 求美者的回访 包括熟悉求美者的回访内容与流程，以及回访的模式与技巧。

2. 求美者关于康复指导的咨询 包括熟悉求美者关于康复指导的咨询内容、关于康复指导的咨询方式、关于康复指导的咨询技巧，以及掌握对求美者的宣传教育与引导。

3. 求美者的管理 包括熟悉求美者信息库建立、求美者关系维护的基本方法、求美者满意度管理及相关纠纷应对处理等。

（何　伦）

第二篇

医学咨询与沟通

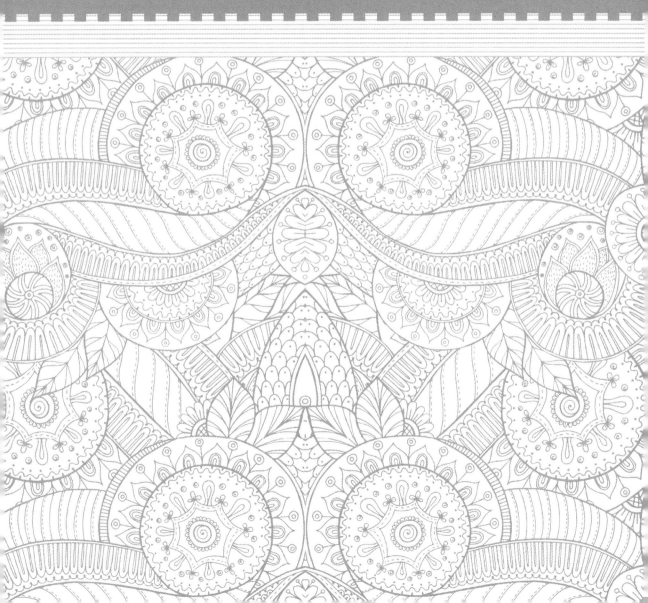

第四章 医学美容与沟通概述

第一节 人际沟通与咨询

一、人际沟通的内涵

人际沟通是各种技能中富有人性化的一种技能。所谓人际沟通,就是发送者与接收者之间为了一定目的,运用一定方式,进行信息传递与交流的过程。

有效的人际沟通一是要传递事实,而且要传递发送者的价值观和个人态度;二是沟通双方能准确理解彼此的意图;三是沟通是双向动态反馈过程,反馈并非一定要通过语言,也可通过表情、目光、身体姿势等形式完成。

二、人际沟通的基本要素

1. 发送者与接收者 人际沟通的主体是人,任何形式的信息交流都需要有两个或两个以上的人参与。由于人与人之间的信息交流是一种双向的互动过程,所以,将一个人定义为发送者而将另一人定义为接收者,这只是相对而言的,这两种身份可能会发生转换。在沟通过程中,发送者的功能是产生、提供用于交流的信息,是沟通的初始者,处于主动地位;而接收者则被告知事实、观点,处于被动地位。发送者和接收者这种地位对比的特点,对于沟通的过程有着重要影响。

2. 编码与解码 编码是发送者将信息转换成可以传输的信号的过程,解码就是接收者将获得的信号翻译、还原为原来含义的过程。编码和解码的两个过程是人际沟通成败的关键。最理想的沟通,应该是经过编码与解码两个过程后,接收者形成的信息与发送者发送的信息完全吻合。而吻合的前提条件是双方拥有类似的知识、经验、态度、情绪和感情等。如果双方对信息符号及信息内容缺乏共同经验,则容易缺乏共同的语言,那么就无法达到共鸣,从而使编码、解码过程出现误差和障碍。

3. 信息 信息是沟通时所要传递和处理的对象,是通过一定符号(如语言、微笑等)来显示的,由于不同的人往往有着不同的"符号—信息"系统,因而接收者的理解有可能与发送者的意图存在偏差。

4. 通道 通道是信息传递的媒介。例如,声音是通过听觉通道传递的,表情、手势和文字影像等信息是通过视觉通道传递的,另外,味觉、嗅觉和触觉也可以传递信息。在人际沟通中,信息往往是通过多通道传递的,而所有传递信息的通道都离不开一定的环境,会受到各种环境因素的影响和干扰。

5. 反馈　反馈是将信息返回给发送者,并对信息是否被接受和理解进行核实,它是沟通过程的最后一个环节。通过反馈,信息交流变成一种双向的动态过程,这样,双方才能真正把握沟通的有效性。获得反馈的方式有很多种,直接向接收者提问,或者观察接收者的面部表情,都可获得其对传递信息的反馈。但只借助观察来获得反馈还不能确保沟通的效果,将观察接收者与直接提问法相结合才能够获得更为可靠、完整的反馈信息。

三、有效人际沟通的条件

1. 高情商是有效沟通的先决条件　长久以来,智商一直被视为事业和生活方面成功的先决条件,后来人们发现仅凭高智商是远远不够的,事业的发展和生活的幸福,情商在其中扮演重要的角色。在社会中生存,每个人都必须面对各种纷繁复杂的关系网,与外界沟通的程度取决于人的情商高低。沟通能力的优劣可以决定一个人的成功与否,情商又决定了沟通能力的优劣,所以要提高沟通能力,首先要提高情商。

2. 良好的文化素养是有效沟通的前提　沟通的信息是包罗万象的。在沟通中,我们不仅在传递信息,而且还在表达情感,提出意见,要想有效地与人沟通,就必须具备一定的文化素养。沟通手段的运用、社交礼仪的展现、言语表达的技巧、处理问题在"度"上的把握,都是一个人综合素质的体现。文化素养决定着一个人的行为方式,决定着一个人的沟通能力的高低。

3. 语言表达能力是有效沟通的重要基础　人际沟通主要通过语言,语言表达能力和技巧直接影响着人际沟通的效果。提高语言表达能力首先要培养自己的语感。语感是人对语言的感知和反应能力。语感强的人能迅速而准确地接收信息,同时能快捷地找到准确而生动的词语,并进行语言编码,将其连贯有序地表达出来。

提高语言表达能力还要注意语言表达的简洁精练。这是说话的基本功,它体现出说话人分析问题的速度和深度,是其认识能力和思维能力的高超表现。它能使听者在较短时间内获得较多的有用信息,有助于博得对方的好感。要做到这一点,头脑里必须储存一定量的知识,并且临场交流时能选用恰当的词语表达思想,思路清晰,层次分明。

提高语言表达能力还要注意语言表达的生动形象。生动形象是语言魅力的基本因素,能增强语言的感染力,吸引听众的注意力。要善于运用各种修辞方法,将深刻的道理寓于具体事实中,使其通俗易懂。幽默风趣的语言能使人更受欢迎。幽默是一种智慧,在人际沟通时能活跃气氛,化解尴尬。

此外,含蓄委婉的语言技巧在交际中的作用是很大的,是人际交往的缓冲术。在表达与对方不同的意见时,应含蓄委婉地维护对方的自尊,留以面子。

四、人际沟通与咨询的关系

社会就是人相互沟通形成的网络,人际沟通渗透于人们的一切活动之中。对于销售而言,没有有效的沟通,就不可能有良好的销售业绩;对于医学美容而言,没有成功的沟通,就不能顺利完成造美任务,还有可能引起纠纷。

在人际沟通的过程中,往往伴随着咨询的元素,尤其是涉及不同专业领域的沟通与交流时,咨询会进一步增进沟通的效果。

咨询是以人际交流为基础,运用心理学、信息学及不同专业学科(如医学、美学、经营、教育等)的知识和技能,从而达到特定目的的有效沟通的过程。

五、人际沟通与医学美容咨询的关系

医学美容咨询是医学美容服务的重要组成部分。与其他服务性行业一样,人际沟通是医学美容咨询服务的基本技能。就医学美容过程来说,审美心理沟通、审美观念交流、医学美容技术应用的效果与并发症、术后康复等,均是交流沟通的重要内容。可以说,医学美容咨询贯穿医学美容服务的始终。

医学美容咨询涉及的知识面极其广泛。如:在咨询过程中,能否与顾客有效地沟通?能否取得顾客的信任?能否针对顾客的问题,给予准确的答复?能否根据顾客求美的需要给予专业的解释?能否有意识地引导顾客?能否给予有关美学知识的全面解释?能否对顾客进行必要的心理咨询服务?可见,医学美容咨询对知识的要求更复杂,其基本要素为医学美容相关专业知识和专业沟通知识。

(张戟风)

第二节 医学美容与临床沟通学

一、临床沟通学概述

沟通是人与人交往的工具,其本质是信息的传递,而信息的传递又是通过符号系统完成的。沟通使用的符号包括意向性符号和自然符号。这里只对自然符号做简单介绍。

自然符号是人本身先天所具有的传达某种信息功能的身体特征。人的相貌、形体本身就是一种符号。例如,人们可以通过形体与体型的差异辨别女性与男性。

人类很早就意识到要准确地表达自己的想法是十分困难的。俄国诗人曾说过,没有任何痛苦能胜过语言的痛苦。就英文来说,仅表达悲伤感觉的就有 60 余种不同的词语。如果一个人没有经历心灵的磨难,是很难体会到"哀莫大于心死"的真正含义。因此,当患者向医生诉说他(她)的痛苦和感受时,只有通过沟通,才能唤起医生的共鸣和理解。

临床沟通学是应用医学、心理学、社会学、人类学、行为学、语言学的知识,来探讨医务人员与患者之间在信息传递过程中,如何才能达到最佳效应,使医务人员和患者都能准确地表达自己的观点、见解,以达到理解对方意思的目的。

二、临床沟通与医学美容沟通之间的关系

1. 医学美容诊断需要临床沟通 沟通是一切临床医学过程的必要条件,首先表现在病史采集方面。诊断的最初程序是采集病史,而医患沟通是采集病史的重要手段。临床上注重强调采集病史的重要性,认为来自患者的回答对诊断的帮助多于广泛的实验室检查,而且采集病史是沟通艺术的特别形式,是医生的基本功。德国的《薛氏内科学》也充分肯定了病史采集的重要性。

沟通对于医学美容的诊断来说有更为重要的意义。从表面上看,医学美容诊断较一般的临床医学要容易得多,因为不必动用复杂的仪器和设备,但是,事实并不是这样的。要了解求美者的求美动机、期望的结果十分重要。

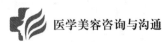

2. 医学美容治疗需要临床沟通　求美表面上看是来寻求美容手术治疗的,但实际上求美者容易出现一些心理问题。在美容手术之前和之后的心理疏导是必要的,也是很重要的,而这些疏导本身就是以沟通为前提的。从某种意义上说,沟通与美容技术本身一样,有着举足轻重的地位。

3. 临床沟通可避免术后纠纷　例如,有位求美者在某医美诊所采用磨削术去除脸上的大面积雀斑,治疗前,医生没有详细交代术后可能出现色素沉着并发症,结果手术后不久,该求美者因脸上出现了色素沉着气愤地找医生理论。此时,无论医生如何解释说明该色素沉着不久会消失,但该求美者情绪激动,怎么也听不进医生的解释,最后只好去法院了结。还有些美容医生没有与求美者进行有效的审美沟通,按照自己的想法想当然地设计操作,结果效果与求美者的要求差距很大,引起求美者极大的不满。当然,还有的美容医生任意夸大手术效果,给求美者提供了虚假的信息,达不到预想效果,最终导致一场医疗纠纷的发生。

（蔡成功）

第三节　医学美容咨询与沟通

一、医学美容咨询与沟通的意义

医学美容的特点决定了医学美容咨询与沟通的特殊意义,这是由于医学美容的本身特点所决定的。

（一）咨询与沟通是医学美容诊断的需要

沟通是一切临床医学过程的必要条件,首先就表现在病史采集方面。临床沟通是医学美容治疗的需要,而想要进行医学美容手术的部分求美者或多或少存在一些心理问题,医学美容咨询师的专业咨询是必要的,而这些咨询本身就是以沟通为前提。从某种意义上说,咨询与沟通和美容技术本身一样有着同样重要的地位。

（二）咨询与沟通是避免术后纠纷的需要

医学美容的实践证明,许多手术纠纷问题出现在医学美容咨询师与求美者的沟通方面。有些医学美容咨询师没有交代清楚有关医学美容手术后会出现的并发症,因此当手术并发症出现后,求美者心理无法承受,于是发生纠纷。

二、医学美容咨询与沟通模式的概述

医患关系在临床医疗实践中占有突出的位置。广义的医患关系中的"医方"包括医学美容咨询师、医生、护士等所有医疗人员,"患方"包括求美者及其家属等。国际著名的医学心理学者威斯（Weiss）在综合医学科学应遵循的基本原则中强调指出:现代医学划时代进步的柱石是医生和患者的关系。著名的医学史学家西格里斯曾说:医学的目的是社会的,其目的不仅仅是治疗疾病,使某个机体康复,其目的是使人调整以适应环境,作为一个有用的社会成员。每一种医学行动始终涉及两类当事人——医生和患者,或者更广泛地说是医学团体和社会,医学无非是这两类人群之间的关系。

（一）一般医学沟通

医学美容中，一方面，部分求美者存在较多的心理问题，需要医患交流疏导；另一方面，医学美容手术能否达到理想效果，很大程度上取决于是否建立了良好的医学美容医患关系。

在医疗决策和实施过程中根据医患之间的地位、作用、相互影响及主动性大小将医患关系分为三种。

1. 主动-被动型 这一模型特别适用于急诊治疗，如患者严重创伤、大出血或休克昏迷时，相当于生活中父母和婴儿的关系。

2. 指导-合作型 这是现代医学实践中医患关系的模型。医生告诉患者做什么，并期望患者对指令性的治疗服从、合作。医生不喜欢患者提出问题或表示异议，或不履行应该接受的医嘱。在这种医患关系中，虽然患者有了一定的地位和主动性，但在总体上医患是不平等的。这一模型相当于生活中父母与少年的关系。

3. 共同参与型 在此型医患关系中，医生和患者有近似相等的权利和地位，医生帮助患者治疗。几乎所有的心理治疗都属这类模型。大多数慢性病的治疗也适用这种模型，因为慢性病治疗措施主要是由患者自己完成。这种模型对参与者双方而言，比上述两类模型有更为复杂的心理要求，因而，此模型类似于生活中成人之间的关系。

（二）医学美容咨询与沟通的特殊性

医学美容沟通与一般医疗沟通相比，虽然医学美容沟通的模式也遵循一般医患关系的基本规律，但由于医学美容本身的特殊性，所以医患之间也有较为显著的特点。医学美容的医疗效果是由医患双方共同来判定认可的，甚至求美者的认可更为重要，所以在制订手术方案时，就应该有真实、有效的医患交流和沟通，特别对于审美观方面应有充分的交流，否则即使客观上取得了较好的结果，但由于求美者的不予认可，也不能达到预期效果。

（三）医学美容咨询与沟通的模式

一般医学沟通中的三种医患关系模式在医学美容医患关系中均会出现，例如，有一类求美者，见到医生时一点主意也没有，把决定权完全交给医生，甚至对医生说："你看我合适做什么医学美容手术，你就看着做吧。"这种求美者把自己置于一个完全被动的地位，对自己不承担责任，因此属于主动-被动型的医患关系模式，而这种模式在医学美容医患关系中恰恰是应该避免的。一些较大的、缺陷较为明显的医学美容手术中，医患关系模式是指导-合作型，除此以外，绝大多数医学美容医患关系模式应该是共同参与型，这是由医学美容的特点决定的。

一般的医患关系固然需要患者对医生的信任，否则医疗活动就很难进行。对医学美容来说，求美者对手术医生的选择，比一般的患者有更大的权利。是否信任手术医生将直接影响求美者对医学美容效果的评价。例如，一个阑尾炎患者，不管他是否信任医生，实际上他很少有可能选择医生，而且，由于手术的效果相对比较客观，故早期的不信任情绪对手术取得好的效果很难否定；然而对一个实施隆鼻手术的求美者来说，情况就大不一样了。若求美者不信任某个医生，就很难找他做手术，即使勉强做了，很有可能在术后挑毛病。所以，除了有良好的医学美容技术和技艺外，还必须争取求美者的信任。

（周 围）

第五章 人际沟通的态度与影响因素

第一节 人际沟通的态度

一、人际沟通概述

人际沟通一般在两个方面展开:一是内容方面,二是关系方面。

1. 内容 沟通中所传递信息的实质性含义。

2. 关系 沟通各方在沟通中所处地位和联系方式。在沟通中如果各方所处地位恰当,联系方式得当,则沟通各方的关系可以处于和谐有效的良好状态中,内容的沟通将可以顺利展开。如果沟通中各方地位不恰当,联系方式不得体,则沟通关系将处在紧张和不和谐的状态,导致沟通产生障碍甚至无法进行。

二、人际沟通态度

态度是人们对外界事物现象的一种稳定的心理倾向,由认知成分(认识、理解和评价等)、情感成分(赞赏、喜爱、尊敬或者反对、厌恶、蔑视等)和行为倾向(行为准备状态)组成,其中的情感成分是核心。在沟通过程中,沟通态度通过沟通者的语言、行为、表情表现出来之后,首先直接对沟通产生影响。如:诚恳、友善、平等的沟通态度,有利于建立良好和谐的沟通关系;虚伪、粗暴和蔑视的沟通态度则使关系紧张。

(一) 关注的态度

关注是一种体现认真、重视和负责精神的态度表现。沟通时表现出关注,可以立刻博得对方的好感:"他很关心我所讲的事情!""我的话已经引起他的重视,没有白费口舌。"讲话的人便会安心、专注地讲下去。如果沟通时缺乏关注,行动上便会表现出似听非听、漫不经心、敷衍应付等,对方马上就会想:"他对我根本不关心、不重视!""他心里想着别的事呢!""我说的他能明白吗?"讲话的人会失去沟通的兴趣和信心,沟通便不能正常进行。

关注是建立所有信任关系的前提。医学美容咨询师与求美者的沟通通常是十分耗费精力的,不仅要了解求美者语言文字的含义,还要通过观察求美者的表情举止等深入理解求美者的"言外之音"。"听"求美者的心声,没有关注的态度是不行的。

沟通过程中的关注一般表现如下:聚精会神地倾听;目光保持正视;及时给对方以反馈,如点头、适当的微笑等;耐心地提出问题或回答问题。

(二) 真诚的态度

真诚是指真实诚恳和真心诚意。真诚的感情基础是爱心和与人为善。没有爱心和与人为善之意,便不会有真诚。不能简单地将真诚与"心直口快""实话实说"等同起来。有的人不管对方感觉如何,很随意地表现出自己的冲动,自以为"怎么想就怎么说"才是真诚的,甚至无意中把自己的想法和感情强加于人。尽管他说得"真诚",但并不等于真正的真诚,因为这样做可能已使对方感到不快,甚至受到伤害。真正的真诚,必须从爱心出发,替对方着想,应尽最大的努力避免伤害对方。如果说关注是信任的前提,则真诚是信任的基础。当患者从医学美容咨询师的言语、神情中感受到真诚时,心情便会放松,信任感便会得到巩固,沟通便会顺利地展开;反之,当求美者对医学美容咨询师的真诚产生怀疑时,心情便会紧张,戒心由此产生,沟通将会困难。

(三)尊重的态度

尊重是建立成功和相互信赖的沟通关系的基本要素,当一个人受到尊重时,就意味着受到了平等对待,其存在和价值得到了别人的承认和肯定。当在沟通中尊重对方时,就如同向对方传递了这样的信息:"我尊重你""你对我很重要""我珍视同你的交往"。

(武 燕)

第二节 人际沟通的影响因素

人际沟通会受到客观环境中许多因素的干扰。同时,沟通者个人的生理、心理等因素也会对沟通产生影响。

一、客观环境因素对人际沟通的影响

1. 嘈杂声的干扰 如门窗开关的碰击声、临街的汽车声和叫卖声、隔壁的音响声、各种机械噪声,以及与沟通无关的谈笑声等。

2. 环境氛围的影响 房间光线昏暗,看不清对方的表情时会影响沟通;室温过高或过低,以及有难闻的气味时,会使沟通者注意力不集中。庄重的环境布置和氛围,有利于精神集中,适合进行正式而严肃的会谈,但也会使沟通者感到紧张、压抑;色彩鲜艳、活泼的环境布置和氛围,可使沟通者放松、愉快,有利于促膝谈心。

3. 隐私条件的影响 凡沟通内容涉及个人隐私时,若有其他无关人员在场,缺乏隐私条件,便会干扰沟通。回避无关人员的安静场所则有利于消除顾虑、畅所欲言。

二、个人因素对人际沟通的影响

个人因素范围较广,既有生理性的因素,也有心理、社会性的因素。其中与沟通有较密切关系的因素如下。

(一)生理因素的影响

暂时性的生理不适,像疼痛、饥饿、疲劳等,会使沟通者难以集中精力而影响沟通。永久性的生理缺陷,则会长期影响沟通,如感官功能不健全(听力不足、视力障碍甚至是聋、哑、盲等)、智力发育不健全(弱智、痴呆等)。与这些特殊对象进行沟通便要采取特殊方式,如加大声音强度和光线强度,借助哑语、盲文等。

（二）情绪状态的影响

沟通者处于特定情绪状态时,常会对信息的理解"失真"。例如,当沟通者处于愤怒、激动状态时,对某些信息的反应常会过分(超过应有程度),这也会影响沟通。

（三）个人特征的影响

现实中每个人都会因其生活环境和社会经历的不同而形成各不相同的心理、社会特征。许多特征都会不同程度地对人际沟通产生影响。人格对人际沟通的影响包括如下方面。

1. 性格特征的影响　两位独立、主观性很强的人沟通时,往往不容易建立和谐的沟通关系,甚至会发生矛盾冲突。而独立型性格的人与顺从型性格的人沟通时,则常因"性格互补"而建立良好的沟通关系,有利于沟通的顺利展开。一般来说,与性格开朗、大方、爽快的人沟通比较容易,而与性格内向、孤僻、拘谨、狭隘的人沟通往往会遇到许多困难。

2. 认识差异的影响　由于个人经历、教育程度和生活环境等不同,每个人的认识范围、深度、广度,以及认知涉及的领域、专业等都有差异。一般来说,知识水平越接近,知识面重叠程度越大(如专业相同或相近等),沟通时越容易相互理解。知识面广、认知水平高的人,比较能适合与不同认知范围和水平的人进行沟通。

3. 文化传统的影响　文化发展具有历史的延续性。不同地域、不同民族的文化在长期的发展过程中会形成许多具有鲜明地域性和民族性的特征,从而形成特定的文化传统。这种文化传统的影响定式,总是在左右着每个人的行为,形成他们既有共性又有个性的文化特征。一般来说,文化传统相同或相近的人在一起,会感到亲切、自然,容易建立相互信任的沟通关系。当沟通双方文化传统有差异时,理解并尊重对方文化传统将有利于沟通;反之,将对沟通产生不利影响。

4. 沟通技能的影响　有的人口才很好而写作不行,口头交流时讲得头头是道,但书面交流则困难重重;有的人正好相反。另外,口齿不清、地方口音重、不会说普通话、书面记录速度慢等,也属沟通技能方面的问题,也会影响沟通。人际沟通的情境千差万别,其影响因素也颇为复杂多样。了解一些常见的影响因素,有利于沟通者在设计沟通时"兴利除弊",在进行沟通时随机应变。

医学美容咨询师应有较好的心理素质和较强的调适能力,以便在沟通时能有效地控制情绪,保持良好的心理状态,以利于沟通。医学美容咨询师还应努力扩展自己的知识面,提高文化水平,特别应注重人文社会科学知识的学习和修养,加强自己在人际沟通方面的适应能力和应对能力,以便与各种各样的沟通对象进行有效的沟通。

（武　燕）

第三节　人际沟通的一般原理与社会心理学原理

一、人际沟通的一般原理

人际沟通的一般原理主要包括人际沟通的目的性、象征性、关系性和后天性。

（一）人际沟通的目的性

1. 人际沟通的目的性　人与人沟通时,有其目的性存在。例如,你在一个城镇中迷了路,想开口问路,希望能够获得帮助,不论你询问的对象是谁,一名警察或是一名小孩,不论你的语气是和缓还是着急,都有一个目的,就是想知道你身处何方,如何到达目的地。所以沟通是具有目的性的。

2. 医学美容沟通的目的性 医学美容咨询师与求美者之间的沟通,目的非常明确,从大的方面说是为了提高医学美容手术的接受率,提高求美者满意度,减少医学美容纠纷的发生率等。从细微处说,沟通的目的就更加明确,主要是了解求美者的人格、动机、需要,说服其接受何种手术,消除其对医学美容的误解等。

（二）人际沟通的象征性

1. 人际沟通的象征性 沟通的方式可以是语言的,也可以是非语言的(如面部表情能够表现出你的非语言沟通),或者用文字沟通,如书信或文章文摘等能够传达出其表征的含义,均有一种象征性的作用。吵架和冷战不说话都是非理性沟通方式,但双方彼此也能够明白对方所表征出的意思。

2. 医学美容沟通的象征性 对医学美容服务而言,最优质的服务本身就是一种沟通。因为良好的环境、和蔼可亲的服务态度、一丝不苟的工作态度、良好的医护人员形象本身就传达着一种积极的信息,即能够让求美者感觉良好的信息。

（三）人际关系的关系性

1. 人际关系的关系性 在任何的沟通中,人们不只是分享内容意义,也是彼此间关系的体现。在互动的行为中涉及关系中的两个层面,一种是呈现于关系中的情感,另一种是人际沟通中的主控者。而关系的控制层面有互补的也有对称的。在互补关系中,一人让另一人决定谁的权力较大,所以一人的沟通信息可能是支配性的,而另一人的则是在接受这种支配。在对称关系中,人们不同意有谁能居于控制的地位,当一人表示要控制时,另一人将挑战他的控制权以确保自己的权力;或者是一人放弃权力而另一人也不承担责任。互补关系比对称关系较少发生公然的冲突,但是在对称关系中,权力较可能均等。

2. 医学美容沟通的关系性 求美者具有不同的人格、动机、需要等,决定了医学美容咨询师与求美者的关系是一个复杂的关系。从专业知识角度上说,是内行与外行之间的关系,专业医学美容咨询师掌握专业知识,在沟通中处于主动的地位,沟通的信息可能是支配性的。求美者由于不具备专业知识或专业知识掌握不全面,在沟通中处于被动的地位。

（四）人际关系的后天性

1. 人际关系的后天性 因为人际关系好像是自然的、与生俱来的,所以很少有人注意沟通形式与技巧。很多人将一些沟通上或态度上的错误都想成"这是天生的,无法改变的",就不试着去改变自己的错误沟通态度。其实沟通是需要学习的,我们要试着去观察周围的人,谁的沟通技巧好,谁的态度顽固不化,从而去学习技巧或提醒自己不要犯同样的错误。我们要学习人际沟通,而且要不断地从学习和练习中获益。

2. 医学美容沟通的后天性 医学美容沟通也是一种需要通过后天不断练习才能获得的技能。通过和求美者的沟通,学习如何在有限的时间内了解求美者的特征、求美动机、求美需要,如何让求美者感到亲切、信任与温暖,如何让求美者欣然接受手术等。医学美容咨询师必须通过后天的学习和不断练习,掌握一定的技能,才能达到医学美容沟通的目的。

二、人际沟通的社会心理学原理

人际沟通的社会心理学原理主要包括人际沟通中的首因效应、近因效应、晕轮效应、刻板效应、定势效应及投射效应等。

（一）人际沟通中的首因效应与近因效应

1. 首因效应的概念和特点　我们通常所说的印象实际上指第一印象（fist impression）或最初印象（primary impression），在社会心理学中，通过第一印象获得的信息比后来获得的信息造成的影响更大的现象，被称为首因效应（primary effect）。

最初获得的信息及由此信息形成的第一印象在总的印象形成过程中作用更大，因为我们在最初接触陌生人的时候，注意力投入完全而充分，此印象最为鲜明、强烈，而后继信息的输入中，我们的注意力会游离，从而使其对我们的影响下降。人们已习惯于用先入为主的最初印象解释一些心理问题。

建立良好第一印象的方法是善于表现自己，给别人留下良好、深刻的印象。社会心理学家艾根 1977 年根据研究得出同陌生人相遇时，按照"SOLER"模式表现自己，可以明显地增加别人对我们的接纳性。S 表示坐或站要面对别人；O 表示姿势要自然开放；L 表示身体微微前倾；E 表示目光接触；R 表示放松。

卡耐基在《如何赢得朋友及影响他人》一书中，总结了给人留下良好第一印象的六条途径：真诚地对别人感兴趣；微笑；多提别人的名字；做一个耐心的倾听者；谈符合别人兴趣的话题；以真诚的方式让别人感到自己很重要。

医学美容咨询师，尤其是从事前台咨询的医学美容咨询师给求美者的第一印象非常重要。建立良好的第一印象，可以让接下来的医学美容服务变得更加顺利。

2. 近因效应的概念和特点　与首因效应相比，在总的印象形成上，新近获得的信息比原来获得的信息影响更大的现象，被称为近因效应（recent effect），或称为最近效应。第一印象一经建立，它对后来获得信息的理解有着强烈的定向作用。由于人的认知平衡和心理平衡的作用，人们必须使后来获得信息的意义与已建立起来的观念保持一致。

近因效应不如首因效应突出，其产生往往是由于在形成印象过程中不断有足够引人注意的新信息提供，或者是原来的印象已经随着时间推移而淡忘。近因效应还与个性有关，一个心理上开放、灵活的人倾向于产生近因效应，而一个高度一致、倾向稳定的人，他的自我一致和自我肯定会产生首因效应。

（二）人际沟通中的晕轮效应

1. 晕轮效应的概念　人们将从已知的特征推知其他特征的普遍倾向概括为晕轮效应。人们习惯按照自己对一个人的一种品质的存在推断出他还具有其他品质是一种普遍的倾向。特别强调的是，外表的吸引力有着明显的晕轮效应，当一个人的外表充满魅力时，其与外表无关的特征，也会得到更好的评价，反之亦然。医学美容咨询师要注重自己的外表，外表装饰要整洁大方，给求美者留下好的印象。

2. 晕轮效应的优缺点　晕轮效应的正面效应是通过某一方面建立有关别人的印象，帮助人们尽快适应多变的外部世界；其负面效应在于以偏概全，使人们对别人的印象与其本来面目相去甚远。晕轮效应既是快速认识他人的一种策略、方式，但有时候却可能产生有害的结果。例如，公共汽车上的小偷，往往穿着西装，打着领带，手里还夹着个公文包，俨然是白领或公务员形象。我们的晕轮效应也很容易使我们判断他不是坏人，从而放松对小偷的警惕，有利于其行窃。

（三）人际沟通中的刻板效应

1. 刻板效应的概念　有些人习惯于机械地将交往对象归于某一类人，不管他是否表现出该类人的特征,都认为他是该类人的代表,而总是将对该类人的评价强加于他,从而影响正确认知,特别是这类评价带有偏见时,会损害人际关系。例如,求美者一般会认为老医生比年轻医生有经验,让他们做手术比较放心。这种刻板印象容易形成先入为主的定势效应,妨碍求美者对年轻医生信任的人际关系的形成。

刻板印象的形成途径主要有两类,分别为亲身经验和社会学习。当人们第一次与一个群体接触时,他们与其成员的互动就成了刻板印象形成的基础。一个群体中特殊的成员对刻板印象的形成有着重要作用;一个群体的行为对我们的知觉起着很大的作用,群体的社会角色往往限制了我们所看到的行为,即一个群体所承担的社会角色、所要完成的工作决定了他们如何做。刻板印象还可从父母、老师、同学、书本及大众传媒习得,如西方影视作品中仆人都是黑人形成的刻板印象便是明显的例证。

2. 刻板效应的优缺点　刻板印象的好处是帮助人们快速了解一个陌生的或不太熟悉的人或群体的特征,但刻板印象也有其弊端:①夸大了群体内成员间的相似性,从而导致人们对他人的知觉产生先入为主、以偏概全的偏差;②夸大了群体间的差异性,容易产生偏见与歧视。

（四）人际沟通中的定势效应

1. 定势效应的概念　定势效应是指人们头脑中存在的某种固定化的意识,影响着人们对人和事物的认知和评价。当我们与他人接触时,常常会不自觉地产生一种有准备的心理状态,用一种固定了的观念或倾向进行评判。例如,许多求美者在接受手术前,均有这样一种顾虑,美容手术一定很痛苦。其实,并不是这样的。痛苦可能是难免的,但绝不是像求美者想象的那样。

2. 定势效应的优缺点　定势效应有时有助于问题的解决,有时会妨碍问题的解决。

（五）人际沟通中的投射效应

1. 投射效应的概念　投射效应是指以己度人,认为自己具有某种特性,他人也一定会有与自己相同的特性,把自己的情感、意志、特性投射到他人身上并强加于人的一种认知障碍。在人际认知过程中,人们常假设他人与自己具有相同的属性、爱好或倾向等,常认为别人理所当然地知道自己心中的想法。"以小人之心,度君子之腹"就是明显的投射效应。

2. 投射效应的优缺点　投射作用是一种自我保护措施,可以保证个人心灵的安宁,但往往影响自己对人和事的判断。由于投射效应的影响,人际交往中很容易产生误解。

（武　燕）

第四节　人际沟通的基本类型

根据信息载体的异同,沟通可以分为语言沟通和非语言沟通。语言沟通建立在语言文字基础上,又可分为口头沟通和书面沟通两种形式。

一、语言沟通

语言是交流沟通的基本元素,是医患沟通的主要手段和工具,包括口头信息沟通和书面信息沟通,语言在沟通过程中不仅承担信息传递功能,还可以激励和抑制沟通对象的情绪。

（一）口头信息沟通

绝大部分的信息是通过口头传递的。口头信息沟通方式十分灵活多样:既可以是两人间的娓娓深谈,也可以是群体中的雄辩舌战;既可以是正式的磋商,也可以是非正式的;既可以是有备而来,也可以是即兴发挥。

1. 口头信息沟通的优点　在这种方式下,信息可以在最短的时间内被传送,并在最短的时间内得到对方回复。如果接收者对信息有疑问,迅速的反馈可使发送者及时检查其中不够明确的地方并进行改正。良好的口头信息沟通有助于对问题的了解。

2. 口头信息沟通的缺点　口头信息沟通也有缺陷,信息在发送者一段段接力式传送过程中,存在着巨大的信息失真可能性。每个人都以自己的偏好增删信息,以自己的方式诠释信息,当信息经过"长途跋涉"到达终点时,其内容往往与最初的含义存在着较大的偏差,而且这种方式不是总能省时,有时甚至浪费时间。

（二）书面信息沟通

适合于口头信息沟通的原则同样适合于书面信息沟通。书面信息沟通的技巧就是要设法使读者有欲望读下去。这意味着要先确定想要表达的主要意思。然后用合适的方式将其表达出来。不管是使用何种书面信息沟通方式,重要的是保证表达能够被理解。

1. 书面信息沟通的优点　书面记录具有有形展示、长期保存、可作为法律防护依据等优点。一般情况下,发送者和接收者都拥有沟通记录,沟通的信息可以长期保存下去,如果对信息的内容有疑问,过后的查询是完全有可能的,对于复杂或长期的沟通来说,这点很重要。同时,由于要把表达的内容写出来,可以促使人们对信息更加认真地思考。因此,书面信息沟通显得更加周密、条理清楚。

2. 书面信息沟通的缺点　相对于口头信息沟通而言,书面信息沟通耗费时间较长。同等时间的交流口头比书面所表达的信息要多得多。事实上,花费 1 h 写出来的东西只要 15 min 就可以表达完。书面信息沟通的另一个缺点是不能即时提供信息反馈,口头信息沟通能够使接收者对其所听到的东西及时提出自己的看法,而书面信息沟通缺乏这种内在的反馈机制,其结果是无法确保所发送的反馈信息能够被及时接收到。

二、非语言沟通

在交流过程中,不使用语言、文字的沟通为非语言沟通。据统计,非语言沟通约占沟通形式的 65%。非语言沟通又称为身体语言,是指人们在沟通过程中,不用语言作为表达意见的工具,而运用其他非语言的方式传递信息的一种沟通方式。非语言信号所表达的信息往往是很不确定的,但常常比语言信息更具有真实性,因为其更趋向于发自内心并难以掩饰。因此,有学者认为非语言沟通的重要性甚至超过语言沟通。

（一）非语言沟通的形式

非语言沟通的内容十分丰富,包括副语言沟通、身体语言沟通和物体的操纵信息沟通等多种形式。

1. 副语言沟通　心理学家称非语言为副语言。最新的心理学研究成果表明,副语言在沟通过程中起着非常重要的作用。一句话的含义往往不仅取决于其字面的意义,而且取决于其弦外之音。

副语言分为口语中的副语言和书面语中的副语言。口语中的副语言是通过非语言的声音，如重音、声调的变化、哭、笑、停顿来实现的。语音表达方式的变化，尤其是语调的变化，可以使字面相同的一句话具有完全不同的含义。书面语中的副语言是通过字体变换、标点符号的特殊运用及印刷艺术的运用来实现的，如某几个字加着重号或用黑体强调。

2. 身体语言沟通 在沟通过程中，人们无不处于特定的情绪状态中。这种情绪状态，除了可以直接表达或用副语言告知对方外，还可以委婉地以身体语言表达。身体语言沟通用目光、表情、姿态、衣着打扮等形式来传递或表达信息。

人们可以通过面部表情、手部动作等身体姿态来传达诸如攻击、恐惧、愤怒、愉快、傲慢等情绪或意图。例如，在礼节性拜访中，主人一边与客人热情交谈，一边不停地看看手表，客人便知道该起身告辞了。除非这位客人没有感觉或者太专于自己的话题，否则谈话很可能因此而结束。

沟通者的服饰往往也扮演着信息发送源的角色。人们习惯认为，穿黑色衣服常被视为是严肃、庄重的。在正式的谈判中，如果有一方穿着随便的话，很容易被对方视为轻视，不尊重自己，也就容易导致谈判失败。

3. 物体的操纵信息沟通 除了运用身体语言之外，人们也能通过物体的运用、环境布置等手段进行非语言的沟通。

（二）非语言沟通的运用

因为非语言沟通系统真实性、模糊性的特点，有学者认为非语言沟通系统的重要性甚至超过语言性沟通。在医学美容咨询中，非语言沟通显得更为重要，求美者的服饰、妆容、面部表情、眼神等都传递着丰富的信息，而这些信息可能在语言信息中略被掩盖。恰恰是通过这些信息，我们可以了解求美者的求美动机、诱因、心理状态甚至经济状况等。因此，正确运用非语言沟通，有助于我们获得良好的人际关系。

1. 丰富的表情 表情是仅次于语言最常用的一种非语言符号，因此，交际活动中面部表情备受人们的注意。而在千变万化的表情中，眼神和微笑是最常见的交际符号。

（1）眼神：注视的时候要掌握好时间长短。对于不太熟悉的人，注视时间要短；对于谈得来的人，可适当延长注视时间。注视的位置亦应选择适当。在交往中，目光应投放在额头至两眼之间。

（2）微笑：笑主要是由嘴部来完成的。微笑的基本要求是不发声，不露齿，肌肉放松，嘴角两端向上略微翘起，面含笑意，亲切自然，最重要的是要出自内心。

2. 合理的空间距离 常见的沟通距离如下。

（1）亲密区：与对方只有一臂之遥，适合进行较敏感的沟通。只有较亲密的人，才允许进入该区，如果陌生人进入，人们通常会感到不舒服，并设法拉开距离。

（2）私人区：朋友之间交谈的距离保持在一臂之遥到距离身体 1.2 m。

（3）社交区：延伸到 2.1～3.6 m 远，适合于一般商务及社交的来往。例如，多数办公桌的设计，都是要人们坐在社交区的范围内。

（4）公共区：更远，至 3.6 m 外，是人们管不到也是可以不理会的地方。

3. 恰当的副语言 一般来说，人在高兴、激动时，语调往往轻快、欢畅，如滔滔海浪；而悲伤、抑郁时，则黯淡、低沉，如幽咽泉流；平静时畅缓、柔和，如清清小溪；愤怒时则重浊、快速，如出膛的炮弹。从一句话的字面看，往往难以判定其真实的含义，而其弦外之音则可传出不同的信息。恰当的语调、音调和语速可以完整正确地传递人与人之间的信息和情感，加深沟通的程度。

4. 优雅的态势 态势是说话者传情述意的一重要手段,也是一种沟通"语言"。它包括说话者的姿态、手势、身体动作等,既可以帮助说话,又可诉诸对方视觉的因素。态势作为一种沟通语言,在说话中应怎样正确地运用它呢?

(1)态势要美观。站着说话时,身体要站直、挺胸、收腹,重心放在两腿之间,两臂自然下垂,形成一种优美挺拔的体态,使对方感觉到说话者的有力和潇洒,留下良好的印象;坐着说话时,上身要保持挺直,可轻靠在椅背上,以自然、舒适、端正为原则,双手可以放在腿上或抱臂。无论是坐姿还是站姿,在非正式场合可随便一点,但在正式场合就应比较讲究。

(2)要有明确的目的。说话者说话时,一举手一投足,都要使其有明确的目的和清楚的用意,这样才能更好地发挥态势语言的表达和交流作用,从而有助于获取说话的最佳效果。

(3)要确切精练。说话者运用态势语言的主要目的是要沟通感情,补充或加强话语语气,帮助对方理解。因此,态势要精练,不要太花哨,要以少胜多、恰到好处。例如,手势动作,如果不间断地随便使用,或者多次重复使用同一种手势,就有可能丧失它的功效。

(4)要得体。说话时要根据环境和对象运用各种态势语言。在长辈和上司面前不要用手指指点点,更不要勾肩搭背,否则就会被看作是一种失礼行为。在同辈和亲朋好友面前可以随便一点,但也要掌握分寸,切忌用手指点他人的鼻子和眼睛。要时刻注意各种态势应与说话内容默契配合,自然灵活,恰到好处。

（宗　飞）

第五节　人际沟通的原则与技巧

一、人际沟通的原则

(一)换位思考

换位思考就是"同理心"(empathy),是沟通与协调的最大助力,对建立良好的人际关系很重要。我们应经常站在对方的角度去理解和处理问题,如我们应该经常想,"如果我在他的位置上,我会怎样处理?""这时候他是怎么想的呢?"等。善于交往的人,往往善于发现他人的优点,懂得尊重他人,愿意信任他人,对人宽容,能容忍他人有不同的观点和行为,不斤斤计较,在可能的范围内帮助他人,而不是指责他人。善于交往的人懂得"你要别人怎样对待你,你就得怎样对待别人";懂得"己所不欲,勿施于人";懂得"得到朋友的最好办法是使自己成为别人的朋友";懂得"别人是别人而不是自己,因而不能强求,与朋友相处时应求大同、存小异"。

(二)善用赞扬和批评

心理学家认为,赞扬能释放一个人身上的能量,调动人的积极性。赞扬能使羸弱的身体变得强壮,能给不安的内心以平静与依赖,能让受伤的神经得到休息和力量,能给身处逆境的人获得成功的决心。据报道,一位欧洲妇女出门旅行,她学会了用多国语言讲"谢谢你""你真好""你真是太棒了"等,所到之处,都受到热情接待。真心真意、适时适度地表示对别人的赞扬,赞扬要对人也对事,这样能够增进彼此的吸引力。

要善于落落大方地说谢谢。我们经常认为特别亲近的人不需要说谢谢,太小的事不需要说谢谢,我们在生活中不太愿意直接表达我们的感谢,而是愿意记在心中。事实上,真诚的发自内心的感谢闪烁着人性的光辉。

与赞扬相对的是批评。批评是负性刺激,通常只有当用意善良、符合事实、方法得当时,才有可能产生积极的效果,才能促进对方的进步。一般情况下,应多用赞扬,少用批评。批评时应注意场合与环境,不能对一个人全盘否定,这样会挫伤对方的积极性与自尊心。批评时应对事不对人,应就现在的一件事而不是将以前的事重新翻出来,忌讳说如"我忍你很久了""你这人是无可救药了"等过激言语,批评时态度与措辞要友好、真诚。

(三)主动交往与沟通

人的主动交往非常重要,特别是当面临人际危机时,主动沟通、解释,能消除误解,重新建立良好的人际关系。每一个人都需要有丰富的人际关系世界,并在这个世界上帮助与被帮助、同情与被同情、爱与被爱、共享欢乐与承受痛苦。在社会交往中,那些主动进行交往活动,主动去接纳别人的人,在人际关系上较为自信。主动交往较少者源于两方面的原因:①缺乏自信,担心遭到拒绝,担心别人不会像自己期望的那样理解、应答,从而使自己处于窘迫的局面,伤害了自尊心。事实上,问题远没有我们想象的那么严重,因为人际关系中,双方都需要适应,需要人际关系支持陌生情境。②在人际交往方面存在误解:如认为先同别人打招呼,在别人看来低人一等;认为那些善于交往的人左右逢源,都有些世故,有些圆滑;认为自己如此麻烦别人,别人会认为自己无能,会讨厌自己等。

(四)温情与移情

人际关系的本质是人与人之间情感的联系与沟通,情感的沟通越充分,双方共同拥有的心理领域就越大,人际关系就越亲密。人与人之间应该有更多的温情和仁爱。移情不是同情,而是交往双方内心情感的共通与同一。人是经验主义者,对别人理解高度依赖于自己的直接经验,因此,自我经验的丰富,是理解与移情的必要前提。总之,做人要一颗温暖的心、一个冷静的头脑、一种关怀别人的情怀、一腔回报社会的热情。

二、人际沟通的技巧

(一)在和谐的情境下沟通

沟通在平实且和谐的情境下进行较有效。一般来说,无论从环境还是心境来看,沟通都需要心平气和的氛围,有时人们喜欢在茶社会谈,就是喜欢茶社的气氛,有利于营造一种谈话的和谐情境。

(二)明确沟通目的与主题

沟通应该掌握主题,表达时要尽量清楚明确。沟通具有一定的功利性,这就是沟通的目的性。沟通有时会漫无边际,如朋友之间的聊天。对于有目的的沟通来说,漫谈可以为真正的目的营造一种气氛,此刻的漫谈就有了构建谈话背景的作用。

(三)表达合实际与合情理

在沟通中表达事项要切实际、合情理。务实的沟通一定是非常具体的沟通,切忌高谈阔论、扯东道西,让对方云里雾里、不知所措,无法与谈话主题同步。为了使沟通务实而具体,有时需要在沟通前记录下沟通要点的细节,以防沟通时漫无目的。

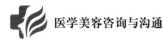

（四）容纳多方面的观点

沟通是一种互动的过程，要允许别人发表不同意见，要能容纳多方面的看法与意见。

（五）避免讽刺与说教的方式

武断、讽刺、说教等沟通的方式，最主要的问题是将沟通平等原则彻底放弃，使对方处在一种尴尬的境地，如此地位是不容易接收积极信息的。

（六）应该心存同理心

沟通应该有同理心，也就是尊重与关怀别人的需求与感受，设身处地为别人着想。沟通本质上是人与人的关系，个人主义至上、完全不顾及别人的感受、自说自话、以自我为中心，即沟通内容是正确的，也仅仅只是单方面表达而已，并不一定为别人所理解和接受。

（七）风度、幽默与信心兼顾

沟通过程中的个人魅力十分重要，具体表现在讲话具有幽默感，姿态具有风度，而且十分自信。这种魅力可以营造出一种轻松的谈话氛围，有利于沟通。

（八）积极倾听的原则

在许多时候，学会倾听，可能比自己说更为重要。一个沟通的高手，不仅仅是说话的艺术家，而且一定是一个善于倾听的人。听对方说话，意义是多样化的：一是尊重对方说话的权利；二是真正弄清楚对方的意思；三是尽可能地理解与了解对方的有关信息。

（九）讲究说话的艺术

注意语言艺术与表达能力的培养。也就是说，一个真理也要有正确的表达方式，才能够被别人接受。

（邓意志）

实训项目四　体验及评估医学美容咨询沟通过程中的态度因素

1. 实训目的

（1）掌握医学美容咨询沟通过程中积极态度的运用。

（2）掌握医学美容咨询沟通过程中表达关注、真诚、尊重等积极态度的技巧。

2. 实训内容

（1）以一对一重睑成形术咨询为情景，进行咨询沟通模拟训练。

（2）仔细观察咨询师的语言、语气、音调、表情、动作等细节，分析其传达的是积极的态度还是消极的态度。

（3）总结在医学美容咨询沟通过程中，咨询师表达关注、真诚、尊重等积极态度的方法。

3. 实训组织

（1）5～7人一组，每组选出1人作咨询师，1人作咨询重睑成形术的求美者，展开咨询，其他人员作为观众。

（2）其余同学仔细观察咨询细节，注意在咨询过程中，咨询师及求美者在语言、语气、音调、表情、动作等方面的细节,并做记录。

（3）咨询结束后,求美者谈自己在咨询过程中的感受。

（4）其余人员分析、讨论、评价咨询师哪些表现传达了积极的态度,哪些表现传达了消极的态度。

4. 评价标准

（1）能运用适当的语言传达有效信息的同时,还能传达关注、喜爱、认可、尊重、真诚等积极的人际沟通态度。

（2）能很好地控制自己的语调、语音、语速、表情及肢体动作,传达友善、尊重、真诚的人际沟通态度。

5. 实训记录　通过训练,自己的收获是什么？

（武　燕）

实训项目五　体验及评估医学美容咨询过程中的非语言沟通

1. 实训目的

（1）理解医学美容咨询过程中非语言沟通的重要意义。

（2）掌握医学美容咨询过程中非语言沟通的运用技巧。

2. 实训内容

（1）以一位求美者因隆鼻术后疼痛而情绪抑郁,咨询师进行术后情绪疏导为情景,进行非语言沟通训练。

（2）仔细观察咨询师在安抚求美者的过程中的语气、音调、表情、身体动作,以及与求美者的距离等细节,分析其非语言运用是否恰当。

（3）总结在医学美容咨询沟通过程中,咨询师运用非语言沟通的技巧。

3. 实训组织

（1）5～7人一组,每组选出1人作咨询师,1人作因隆鼻术后疼痛而情绪抑郁的求美者,展开术后情绪疏导,其他人员为观众。

（2）其余同学仔细观察咨询师与求美者的沟通细节,注意在咨询过程中,咨询师的语气、音调、表情、身体动作,以及与求美者的距离等细节,并做记录。

（3）咨询结束后,求美者谈自己在咨询过程中的感受。

（4）其余人员分析、讨论、评价咨询师在沟通过程中的非语言沟通的运用。

4. 评价标准

（1）能恰当运用非语言沟通传达信息。

（2）能很好地控制自己的语气、音调、表情、身体动作,以及与求美者的距离,促进沟通。

5. 实训记录　通过训练,自己的收获是什么？

（武　燕）

第六章　语言交流与沟通

第一节　语言交流的基本原理

很多人在生活中,都会被这么几个场景困扰:在职场上,你一句不经意的话,却让领导和同事很不高兴;在生活中,你与朋友聊天,往往话不投机,三言两语就不欢而散;在家庭中,你与父母、爱人和孩子的交流,最后总是以争吵画上句号。我们常常觉得自己说出的话不会伤害别人,但事实却总是事与愿违。我们在与别人交流的过程中,常常会在不经意间伤害别人,这种交流、沟通方式被称为暴力沟通。暴力沟通的存在,会让我们与周围的人产生误会、矛盾,甚至反目成仇。语言交流的基本原理就是能够最大限度地避免语言暴力,培育彼此的尊重、关注和爱。只要一方能够遵循非暴力沟通的原则,并一直坚持使用这种沟通方式,长此以往,对方也会加入进来,最终形成良好的互动,从而改善人际关系、改进工作及协调各个层面的争论和冲突。

一、暴力沟通

在 2000 年,浙江省金华市爆发了一起骇人听闻的"杀母案"。一名高二的学生在夜里对自己的母亲下了毒手。在震惊之余,很多人在思考一个问题:是什么原因让这个学习成绩不错的孩子举起了屠刀。在调查报道后,人们发现,这位母亲要求孩子每次考试成绩都要排到全校前十名。在这种重压下,儿子开始怨恨母亲,最终酿成了这一起人伦惨案。母亲对孩子的爱无可置疑,但是这种爱以错误的方式表达出来,最终造成了这一场悲剧。

在我们生活中,不恰当的沟通方式不仅不能向别人表达你内心的善意,反而会让别人对你产生误解,甚至造成矛盾。那么,在沟通中,存在着哪些不恰当的沟通方式呢?

（一）道德评判

道德评判让自己看上去像一位正义的天使,但事实上,这种沟通方式不仅不能表达你对别人的真实感受,反而会激起别人对你的敌意,造成交往冲突。

在 2012 年上映的一部电影《搜索》中,著名导演陈凯歌给我们讲述了这么一个故事。高圆圆扮演的公司白领被查出患有癌症,心情不好的她在公交上没有为一位老大爷让座,引起了全车人的不满。其中有一位记者,将这件事当作新闻发了出去,全社会都站在道德的制高点上批评、审判这位白领。最终,不堪重负的白领用跳楼结束了自己的生命。

这个故事虽然是虚构的,但是,在现实生活中,一些人常用自己的道德标准去评判他人,如果一个人的行为不符合自己的价值观,就认为对方是不对的、不道德的,如"你这个人太自私了""这个人太狡诈了""他经常人前一套,人后一套"。

人们从小就会学着用貌似客观的语言表达自己,让自己看起来是对的。一旦遇到不喜欢的人或不理解的事,就会去想别人有什么不对。如:老师布置了我不想做的作业,那他就"太过分了";有人开车冲到我的前面,那他就是个"不会开车的混蛋"。这些对他人进行道德评判的人,往往觉得自己像一个正义使者,是公平客观的。但其实,他们说出的话语,反映的是他们自己的价值观和需要,当他们用道德评判的方式提出自己的主张的时候,反而会激起别人的敌意,造成人际冲突。对方面对这种评判,要么会用各种方式否认,要么是迫于压力承认。但是,无论哪种情况,都会让相互之间的沟通越来越困难,关系越来越紧张。

道德评判的危害不仅会影响与他人的交流沟通,更严重的是,一旦习惯用道德评判的方式与他人进行沟通时,在内心中,就会将自己的喜好和价值观,作为评价其他人行为是否正确的唯一标准。一旦有人违背自己的道德标准,那在无意识中,自己就会把这个人当作坏人,希望他受到惩罚,将会变得越来越以自我为中心,忽视他人的感受。而这些,最后都会导致沟通问题。

(二)进行比较

进行比较指的是人们在沟通的过程中,会将对方与别人进行比较。严格说来,也是评判的一种形式。

从小到大,我们都会有一个比较对象,那就是"别人家的孩子"。无论是上学时候比成绩,还是工作之后比收入,父母总是会拿我们与其他人进行比较。但是我们感到的,不是动力和激励,而是巨大的压力和反感。有心理学家曾经做过一个实验,让实验者拿模特的三围数据来和自己进行比较,结果发现,在比较之后,实验者的情绪陷入低落的状态。这位心理学家用诙谐的语言总结道:"如果想要过上悲惨的生活,那就去与别人进行比较。"

在我们与身边的人沟通的时候,也会不自觉地将对方与别人进行比较,例如,"你看看小芳的男朋友都买车了!你呢?!"或者"你看看小王的女朋友天天给他做晚饭,再看看你?!"人际交往中,在话语中明示或者暗含比较,一方面会让他人感到自卑,不知道该怎么回应;另一方面也会激起他人的反感,不想再交谈下去。既然进行比较对沟通这么有害,为什么人们还是会不自觉地将对方与别人进行比较呢?实际上,比较其实是评判的一种形式,人们通过将对方与别人进行比较,来评价对方的行为和地位,让自己具有说服力,从而让对方更容易接受自己的请求。例如,父母在教育自己子女的时候,经常会说:"别人家的孩子每天学习好几个小时,你却每次只学一个多小时!你要是再加把劲儿,成绩准能提高!今天晚上就多学一个小时吧!"但是,我们都知道,父母这样说,孩子多半是会反抗的。因为,进行比较这种沟通方式的不恰当之处就在于会让对方觉得自己一无是处,进而产生自卑心理,同时,对他们自信心的打击和感情上的伤害,会让对方下意识地产生防备和反击心理,他会拒绝你的请求,甚至会发生争吵,让整个沟通不欢而散。

(三)强人所难

沟通是通过语言的方式,来表达自己的意愿和请求的过程。但是在向对方说出自己请求的时候,不同的人有不同的方法。有些人能够用语言委婉地表达意愿,但有些人却很少顾及别人的感受,他们用批评、指责和命令的方式,将自己的意愿强加给对方,甚至用惩罚相威胁。例如,有些父母在与孩子沟通的时候,常说:"你下次英语必须给我考到 90 分,不然我就扣你的零花钱!"有些人在与伴侣交流的时候,会说:"我也是担心你啊,你应该时刻向我汇报你的动态,不然咱们就分手吧!"这种将自己的意愿强加给别人,要求中还暗含着威胁的沟通方式,就是"强人所难"。

强人所难，是当今社会中一种很常见的沟通方式，而且，是强者常用的手段。这里的强者可以是父母、师长或者领导，他们认为，自己的职责就是要改变他人，让他人的行为符合自己的要求，于是，他们会盛气凌人地命令和指责他人，全然不顾他人的感受。

强人所难这种沟通方式，一方面，会让对方感到自己受到威胁，进而选择防御和逃避，这样自己的请求必然会落空；另一方面，长期将自己的意愿强加给别人，会让别人十分不满，彼此之间出现隔阂，并且随着时间的推移和次数增加，隔阂会越来越严重。我们之前谈到的"杀母案"，暴发的根源就是母亲一次次地将自己的意愿强加到孩子身上。

（四）回避责任

我们每个人作为独立的个体，都应该对自己的思想、情感和行动负责。但是，当需要负责的情况真正出现的时候，有些人却选择了回避，试图用言语来淡化个人责任，将责任推到其他人或事上，这种不恰当的沟通方式，就是回避责任。

在生活中就经常会遇到这样一些人，他们一遇到不好的事，或者事情与自己的设想有一定差别的时候，就会去找各种各样的借口来为自己开脱。"我也不想……""我不得不……""是别人让我……"就是他们的口头禅。例如，"我也不想这么做，是老板让我这么做的。""不是我想抽烟，是我的朋友都在抽而已。""我也不想这么歇斯底里，是你让我伤透了心！"这种回避责任的沟通方式，首先是会让别人感到厌烦；对被迫承担责任的人来说，这还会让他们感到压力，想要逃脱这种人际关系；更重要的是，一旦别人发现你总回避责任时，就会逐渐丧失对你的信任。例如，老板会觉得你是一个没有办法承担责任的人，朋友会觉得你无法托付、难以依靠。这种不信任感让别人对你产生隔阂，在未来的沟通和交往过程中，人们将不会再对你敞开心扉，你与别人的交流成效也就会越来越低。此外，回避责任还会让你的需求逐渐模糊。例如，"我也不想这么歇斯底里，是你让我伤透了心！"这句话中，说话者既不想"歇斯底里"，也肯定不想"伤透了心"，但是他真正的需求却没有说出来，只是一味地推卸责任。长此以往，很可能说话人自己都不清楚自己到底需要什么，更不用说准确合理地说出自己的需求了。

以上四种不恰当的沟通方式，虽然表现各异，实质却是相同的，都是在沟通过程中，没有考虑到对方的感受，用评判、批评、命令的方式与别人进行交流。因为这些有心或无意的语言暴力，给人们带来了情感和精神上的创伤，让人与人之间变得冷漠、敌视。为了解决这个问题，美国著名临床心理学家马歇尔·卢森堡，基于多年的研究成果，提出了非暴力沟通的主张，并得到了联合国教科文组织的大力支持，将非暴力沟通作为解决地区冲突的重要方法在全球范围内推广。

二、非暴力沟通

非暴力沟通是马歇尔博士在对不同场合、不同背景下，人与人沟通的过程进行研究和分析后，提出的沟通新理念。非暴力沟通需要人们用心观察和倾听，专注于彼此的感受和需要。这样做，能够最大限度地避免语言暴力，培育彼此的尊重、关注和爱。因此，非暴力沟通，又被人们称为爱的语言。沟通过程中，应专注于彼此的观察、感受、需要和请求，这四点也是构成非暴力沟通的四要素。

（一）观察

社会心理学专家认为，我们获取信息、认识自我和他人的过程中，总是会以自我感觉为核心,从自己的角度去观察事情的发展状态和别人的言行举止。但这种以自我为核心的观察,不仅不能让我们了解事情的真实情况和他人真实的感受,还有可能会导致我们错误地夸大、扭曲事情的发展和对方的言行,进而影响沟通,产生误会。例如,一位母亲好不容易将屋子整理干净,儿子从外面"噔噔噔"跑进家,在地板上留下一串鞋印。这位妈妈觉得非常生气,大声吼了孩子几句:"为什么穿着鞋就跑进来?! 没看到我刚擦干净地板吗?!"从她的角度来看,儿子没有尊重她的劳动成果,让她好几个小时的辛苦白费了。虽然儿子的本意可能并非如此,但当人们从自己的角度去观察一件事的时候,就很有可能曲解或者夸大真相。

非暴力沟通要求我们在与别人交流的过程中,要考虑到别人的感受,而学会观察就是我们要完成的第一个任务。

首先,与我们平常的观察相比,非暴力沟通中的观察,要求我们从不同的角度去看待一件事,也就是说,不仅要考虑自己的立场,也要考虑对方的想法,这样一来,我们就能够得出完全不同的结论,通过比较两个结论,就能以一个相对客观的态度,来看待事情的发展和别人的言行。上述案例中,从妈妈的角度看,是孩子不尊重自己的劳动成果,但如果从孩子的角度看,也许是有一些突发情况,他不得不赶快回到房间拿一些东西。这样多角度观察和思考之后,相信这位妈妈的心情就会平静下来,能够以一个冷静、理性的态度去和孩子交流了。

非暴力沟通中的观察,除了要求从不同角度看待一件事或一个人外,还要求人们能够用客观的语言,来描述观察的结果。这个要求看似简单,但要在沟通中做到却并不容易。因为我们在描述一件事的时候,总是会不由自主地加入自己的感情,将描述变成评论。就像一位印度哲学家所说的那样:"不带评论的观察是人类智慧的最高形式"。观察是在特定的时间和环境中,清楚地描述某件事。在这个过程中,人们不应该将自己的感情加入其中,而是应该用客观真实的语言,将事情表述出来。例如,针对一个足球运动员在赛场上的表现,评论者的表述是:"这个球员太差劲了!"而观察者的表述是"这个球员在过去的五场球赛中,没有进一个球"。再比如,"你真是太爱发牢骚了"是评论者的发言,而观察者会这么说:"你这周给我打了三次电话,每次都超过一个小时,说的都是别人的缺点和问题。"

区分观察和评论,是实现非暴力沟通的重要前提。一方面,观察能够让我们客观地看待他人的言行,但评论则会让我们主观地给他人打上标签,妨碍我们全面、客观地了解一个人。另一方面,观察是有事实依据的,对方在听到以后不会、也无法否认;但是评论是具有主观感情色彩的,对方在听到评论以后,会将注意力放在批评和指责的部分,然后反驳你的评论,对话会变得充满"火药味",生活和工作中的很多冲突,就源于此。可见,客观的观察,而不是主观的评论,是多么的重要。多角度的观察和客观的描述,是进行非暴力沟通的第一步。

(二)感受

说起感受来,每个人都不会陌生。在沟通过程中,很多人羞于表达自己的感受。你可能会觉得"怎么可能! 我们都是怎么想,就怎么说啊!"但如果你回忆一下自己的成长经历,就会发现,从小到大,我们接受的教育,都要求我们服从于整体,而不是关注个人感受。于是,渐渐地,我们在考虑问题的时候,经常想的是"人们期待我怎么做",而不是"我心里的感受是什么"。除了羞于表达感受外,还有一部分人,他们试图表达自己的感受,但很多时候说出来的,其实是自己对于某件事的想法。例如,恋人吵架的时候,经常会说这句话:"我觉得你不爱我了。"在这句话中,"你不爱我了"不是感受,而是人们心中的想法。在沟通中一味强调自己的想法,会让对方觉得你是在将自己的观点强加到他身上,这就成了暴力沟通方式中的"强人所难"。结果就是,人们都试图沟通,效果却不尽如人意。怎么样才能清晰地表达出自己的感受呢?

首先,我们应该分清感受和想法。感受是你对某一件事的直接感觉,而想法则是在你感受的基础上,进行的批评、判定和指责。就拿上面恋人吵架的例子来说,"我觉得你不爱我了"其实是说话人的主观想法,是对他人的一种猜测或者判断。而感受,则要有事实依据。运用非暴力沟通的原则,这句话可以这样说:"你刚才的行为,让我很伤心。"在这句话中,"你刚才的行为"是描述事实,即非暴力沟通的第一步观察,而"我很伤心"是说话人的真实感受。

其次,想要清晰地表达自己内心的感受,还要建立表达感受的词汇库。很多人在尝试表达自己感受的时候,会用"还行""很好""很差"等词来表述。但是这类词汇比较模糊,既不能清晰地表达出你的感受,也会给对方一种模棱两可的感觉。表达感受的词分为两种:一种是表达需要得到满足时的感受,如"兴奋""喜悦""高兴"等词语;另一种是表达需要没有得到满足时的感受,如"害怕""忧伤""恼怒""尴尬"等词语。在日常生活中,你可以试着按照着这两个标准,建立自己的感受词汇库,清楚地表达自己的感受。

在沟通的过程中,正视自己的感受,并将其表达出来,能够促进沟通双方感情的交流。马歇尔博士就遇到过这么一对夫妻,妻子向马歇尔博士抱怨丈夫不关心自己,她说:"我觉得我嫁给了一堵墙。"这个说法很文艺,却不能解决实际问题。妻子这么说丈夫,一旦丈夫认为自己受到了指责,他很可能就会觉得委屈并退缩,这样,双方的关系甚至会更加疏远。在马歇尔博士的帮助下,最终妻子直接向丈夫说出了自己的感受:"我感到孤独,希望你多体贴我。""感到孤独"就是妻子的真实感受,这样说,丈夫明白了妻子的想法和需要,夫妻二人最终重归于好。

将自己对事情的感觉清晰地表述出来,不仅能促进双方感情的交流,还能够提高沟通的质量。有一次,一个大公司的技术部遇到了沟通困境,因为公司其他部门的同事都不愿意和技术部打交道,于是他们找来了马歇尔博士,帮他们解决这个难题。马歇尔博士先是对其他部门的员工进行了调查,他发现人们之所以不愿意与技术部的人打交道,是因为他们从不表达自己的感受,和他们沟通就像是对着一堆机器在说话。在马歇尔博士的鼓励下,技术部的职员开始更多地表达感受,其他部门不愿意与他们打交道的问题,也就迎刃而解了。

对于有些人来说,他们习惯了有事说事的工作风格,但是如果稍微做出一些改变,更加关注他人和自己的感受,并表达出来,能让他们与别人的关系更融洽。

通过以上的例子,可以看出来,无论是在亲密关系中,还是在职场生活中,表达自己的感受,都能让沟通变得更顺畅。

(三)需要

在暴力沟通的四种方式中,回避责任这种方式会让自己和他人的关系越来越疏远。但有些人却感到很疑惑,不明白为什么自己在说话的时候,并没有把责任推到对方身上,对方却不信任自己,不愿意满足自己的需求。其实,这是因为不懂得如何表达自己的需要,反而在无意中将责任推给了对方。人们之所以会推卸责任,认为自己的感受是由他人的行为引起的,是因为忽略了感受的根源在于我们自身,是我们的需要和期待及对他人的看法,影响了我们的感受。这就要求在沟通中,找出自己的哪些需要和期待没有得到满足,并将它们清晰地说出来。同时,也应该用心体会对方的哪些需求没有被满足。在一个成功的非暴力沟通中,说出自己的需要是很重要的一步。只有正视自己的需要,才能冷静地观察周围的人和事,才能明白自己内心的感受,才能提出具体的请求,才能让沟通更顺畅。"先说出感受,再说出需要"是非暴力沟通的原则,需要作为非暴力沟通中最重要的因素,不仅是指要明白自己的需要,而且还要求能够理解对方的感受,体察对方的需要。当别人批评或者责怪的时候,会本能地反驳对方。但如果能冷静下来,去想想对方的需要是什么,也许就能更好地理解对方说的话。即使是面对一些无理取闹的人,在明白了他的需要以后,也能从容应对,让自己免受暴力沟通的影响。

（四）请求

人与人的沟通,其实就是一个请求和回应请求的过程,我们请求对方给予我们物质的帮助、精神的安慰、情感的回应。对方在回应我们请求的过程中,也向我们提出他们的请求。但是,有些人的请求会得到别人的欣然应允;有些人的请求却会被对方拒绝;甚至还有人的请求,会让人十分讨厌。正确表达自己的请求,需要做到如下四点:明确谈话的目的、提出具体的请求、寻求对方的反馈和区分请求与命令。

1. 明确谈话的目的 要明白自己到底想要什么。有些人可能会说:"我没什么目的,我就是随便聊聊。"但其实啊,我们每个人在和另一个人说话的时候,总是希望对方有所回应,不然就成了独角戏了。例如,有时我们想要的是对方的理解,有时想要对方了解我们的处境,也有的时候,我们期待对方能说出他们的真实想法。总之,明确谈话的目的,是正确表达自己请求的基础,也是让别人回应你请求的前提。对自己的认识越深刻,表达越清楚,我们就越可能得到称心的回应。

2. 提出具体的请求 让对方明白你到底想要什么。例如,一对夫妇发生了争吵,妻子对丈夫说:"你应该让我做我自己。"丈夫听了,感觉很委屈,他觉得自己并没有让妻子做出什么改变,不懂妻子为什么会这么说。在这个案例中,妻子提出的请求,用了"你应该"这个说法,暗含着指责,"做自己"这个要求又过于模糊,不能让丈夫明白她到底想要什么。若妻子对丈夫说:"我只是希望无论我做什么,你都能支持我。"她的请求就非常具体了,丈夫也就明白了妻子需要的是自己无条件的支持。

3. 寻求对方的反馈 人们受自己的心情、思想及社会地位的影响,很容易误解别人的请求。这样会导致自以为已经说清楚了,但对方的理解却与自己所想的一点儿也不一样。所以,需要通过对方的反馈,来看看双方是不是已经相互理解了。

寻求反馈的第一个办法是向对方解释。大多数时候,简单地问一句"我的意思说清楚了吗?"然后对方表个态就足够了。也有些时候,希望更保险一点,那么就可以委婉地让对方复述一遍。让对方复述请求时需要向对方解释自己的担心,让他明白寻求反馈的原因,这样能消除可能发生的不愉快,从而顺利得到反馈。如果对方表示已经知道了,不需要再重复的时候,我们可以运用第二个办法,也就是通过体会他的感受和需要,来获得反馈。如:"你觉得怎么样?"或者"你有什么建议吗?"如果对方觉得可以接受,意味着他理解你的请求,并且愿意付诸行动;但如果他表现出不高兴,或者有其他不同意见,我们可以通过沟通,来看看对方是不是明白了你的请求,并体会对方的感受和需要,更好地解决问题。

反馈能让对话更顺利,但向别人提出请求的时候,如果用批评、指责、威胁或者引起别人内疚的方式,你的请求就变成了命令,你与别人的沟通就变成了强人所难,就变成了暴力沟通。满足需求是相互的,你在提出自己的需求时,也要考虑对方的需求,这样才是真正的非暴力沟通。

（王　丽　刘　波）

第二节 语言交流的技巧

一、说话的技巧

说话能力是指运用口头语言表达思想感情的能力。说话能力是一种复合能力,不仅包括说话的技能、技巧,还包括说话人的思维水平、知识水平和个性心理特征等方面的内容。

思维水平的高低,决定说话的逻辑性、条理性和对言语概括的能力;知识水平决定说话词汇的丰富性、表达的准确性;说话人的个性心理特征决定语音特征、话题的选择和个人的语言风格(例如,有的人说话爽朗、直率,有的人说话诙谐、幽默,有的人说话稳重、严肃等)。

总之,可以从一个人讲话的内容,大致判断他知识面的广度与深度,从话题的选择与过渡,大致了解他思维的灵活性与逻辑性;从讲话的速度与表达的技巧,可以了解他口头训练是否有素等。由此可见,说话能力像一块试金石,是对说话人综合素质的检验。

(一)说话的基本功

1. 学会组织内部语言 人们在说话时,都是先想后说,边想边说。想就是组织内部言语,思考"为什么说?""对谁说?""说什么?"以及说话的意向与要点。"想"得好,是"说"得好的前提。

内部语言的生成与组织在大脑的神经中枢。听别人说话时获得的信息,以及看到外界事物获得的印象,都要进入神经中枢,经过分析、综合、归纳、演绎,或引起联想,或生发想象,生成内部语言,经过大脑整合这些信息,转变为连续的、有意义的思维。

内部语言组织得快,说话速度就快且流畅、连贯,没有不必要的停顿和垫话;内部语言组织得好,说话就清楚、有条理。如果主管内部语言的神经损伤,就会产生语言障碍,如惰性复述、词句混乱、瞎想胡说,甚至丧失说话能力。

2. 学会快速组织词句 组织词句是把内部语言经过扩展进行组合,用一定的词语句式表述出来的过程。

其实,这个复杂的组织过程非常短暂,以至于说话时都很难觉察出来。扩展的语言信息,本身就包含一连串有内在联系的词语、句子。在边扩展、边组织过程中,因受到说话交际的环境、说话人的动机、话题的潜在内容、话题与其他事理的联系及听话者的反应等多种因素的复杂影响,话题不断展开,话语的内容不断丰富,并快速地组织为一定的句子,逐步表述出来。

言语组织顺利进行的条件如下:一是有一定口语词汇的储备,这是基本的符号材料,如果说话人掌握的口语词汇储备多,那么说话时对词语就有较多的选择可能,说话就准确、流利、生动。如果词汇贫乏,那么说起话来就让人听着呆板、枯燥、缺乏表现力。二是要掌握把词语按正确次序组合的规则,即懂得语法规范。语法规范是人们在长期语言实践中获得的,沟通的双方,必须遵循同样的语法规范,说出来的话才能被听懂,而不是颠三倒四、前后矛盾,让人不知所云。

如果组织词句的能力差,说话时经常想不起词而造成停顿,甚至会"哑巴吃饺子——肚里有数",就是说不出;或者是词不达意,心里想的是一个意思,可说出来的话,成了另一种意思(也许是用词不当,也许是语句颠倒产生歧义)。

3. 学会应用语音表情达意 语句通过人的发音器官,变成外部语言(有声语言),对方才能听到,交际才能进行。

有声语言是通过说话人的发音器官使空气振荡而产生的一种声波。人们可以发出不同音高、音强、音长的声波,表达一定的信息,成为人们可以理解的语言符号。语音不仅能表达各种意思,而且能传达出动人的感情色彩,说话人如果善于应用语音、语调、语速、语量的变化来表情达意,那么说起话来就会令人爱听,使人感到动听,从而增强表达的效果。如果说出的话语音不清、语声微弱、语调平淡、语速过快或过慢,不注意语言的技巧锻炼,那么听起来,就会让人感到厌倦、困惑,甚至反感,从而影响表达的效果。

因此,应该有针对性地训练自己的发音,学会用不同的语音来表达自己的意思,同时学会从别人不同的语音中领会意图,这样不仅能够学会说话,而且能够学会"听话"。

在实际说话过程中,上述三者是交互进行的,而且闪电般地快捷,边想、边组织、边说,几乎是同时的,所以要注意综合训练,不断提高说话能力。总之,沟通的最高境界就是,"让不懂的人听得懂,让不想听的人想听",要达到这样的境界就必须"言之有物,言之有理,言之有趣"。

(二)养成良好的说话习惯

习惯是后天形成的,它是意识控制降低到最低限度的一种自动化的行为方式。良好的说话习惯,可以在反复多次的训练中,使好的方式、方法得到强化、巩固,从而形成习惯。在说话训练中,应该着重培养下面几种说话习惯。

1. 养成先想再说的习惯 在说话之前,要先想想,自己为什么要说,说的重点是哪些,怎么样去说,先说什么,后说什么,哪些详说,哪些一带而过,哪些让对方去想等。

"想"得好,是"说"得好的前提。这种先想后说,想好再说的习惯,有助于克服讲话词不达意、话语混乱、语意矛盾等毛病,有效地提高说话的针对性、条理性。那种没有想好,就贸然作答、脱口而出、随意发话的习惯不可取。为此,养成写说话提纲的习惯,是十分必要的。其实,在发言、论辩、讲说之前,顺手写一个提纲,把思路整理一下,提出话题的头绪,肯定会对自己的讲话有好处,许多著名的政治活动家、学者几乎都有这种写提纲的习惯,这使他们创造了那些为世人所称道的、经久不衰的、机智的警句、美妙的言辞、逻辑性极强的妙语及演讲。

2. 养成敏于表达的习惯 只有多说话,找一切机会练习说话,才能练就口才。养成遇事说一遍的习惯是很有益的。凡遇一件事,就想办法对父母、老师、朋友说一说,说经过、说梗概、说看法、说感想、说疑惑都可以。对话时,可以小声说,对公众可以大声说。对这个人,可以按一种线索去说;对另一个人,可以另换一个角度去说等。这种遇事说话的习惯,可以培养敢于讲话的勇气,使自己说话时能镇定自若,从容对答,操纵命题,锻炼谈吐和驾驭听众情绪的能力。有了这种习惯,那种讲话时由于神情紧张而造成的口吃的毛病就能得到有效的克服。

3. 养成说文明语言的习惯 "言为心声"。陆机在《文赋》中说:"思风发于胸臆,言泉流于唇齿"是指有什么样的思想境界,就会说什么样的语言。中华民族有着悠久的历史文化,历来是礼仪之邦,崇尚高尚的情操、大公无私的品德,这些往往从说话中体现。以上描述也阐明说话与个人的素养、能力有密切的关系。应该"出口成章"而不是"脏话连篇",应该自觉养成说文明礼貌语言的习惯。

二、倾听的技巧

人与人的沟通不仅仅要靠说,还要靠听。学会倾听别人内心的声音,明白别人内心的感受和需求,也是沟通的重要部分。倾听是一项技巧,是一种修养,甚至是一门艺术。学会倾听是提高沟通能力的一种追求。在现实生活中,人们往往不是说得少,而是说得太多;不是听得多,而是听得太少。倾听是理解、尊重、接纳、期待,是分担痛苦,是共享快乐,它的意义远不是仅给别人一个表达的机会,其点燃的或许是行将熄灭的思维火炬,铸就的或许是尘封已久的信念追求。

生活中的人们往往缺少真诚关注、亲切平和以及听完的耐心,人们往往喜欢过早地做出结论。倾听的技巧如下。

1. 克服偏见　人们往往对"听话"的理解存在偏见,中国父母教育子女用得最多的词语就是"听话",这个听话的含义是要子女服从成人的观点和要求,导致许多人自孩提时代起就形成对"听话"的反感心理。

沟通中"会听"是指明白说话人真正的意思和意图,首先就要克服上述反感。人际沟通中最大的障碍就是不会听,有时根本就是没有听,或者不愿听,或者假装在听,或者只听一半,就回答知道了,不愿继续听下去。要提高沟通能力必须重视听,真正学会听话,能够听出"言外之意、话外之音"。

2. 学会注意　学会注意表现在分析并尽可能消除生理上、心理上注意的障碍;准备好倾听;先听完对方说话;随时调整自己的注意力,避免走神。

例如,当你的朋友来访时,你正在听音乐,此时如果你停听音乐而专心听朋友的谈话,会比继续听音乐好,更能显现出你集中精神去倾听。

3. 积极倾听　积极倾听表现在对听到的信息赋予意义并加以解释;区分信息中的目的、主要概念、细节,充分了解信息;专注于语言和非语言线索;提醒自己对信息的期待和了解;在心中默默复述以增进理解,你在听别人讲述某件事情时,在心中要将听到的内容区分重点和细节。

4. 批判性倾听　批判性倾听表现在分析所了解的信息,判断接收信息的真实性与可信性;思考支持推论的叙述是否有意义:思考支持性叙述和推论之间的适当性;思考是否有其他信息在减弱推论的适应。

例如,当朋友对你诉说工作上的不如意时,你觉得他自己该负一些责任,你应该告诉他:"你如果多投入一些时间在工作上,会对工作有所帮助。"这样显示你运用了批判性倾听的技巧,如果此时你只是微笑地点头,不说话,则你并没有运用此技巧。

5. 努力记忆　记住别人谈话内容所提供的信息,如:将听到的信息在心里重新叙述一遍;或运用口诀记下所听到的信息;或以纸、笔记下所听到信息的重点。

三、提问的技巧

无论在我们日常生活中,还是医学美容咨询工作中,我们都能感受到没有多少人会喜欢主动与你交谈,这里排除关系亲密者或需要帮助者等。因此,在销售过程中,如何通过提问让客户说话,如何通过提问让沟通延续下去,如何通过提问来充分了解客户信息,如何通过提问来得到满意答复等,对于医学美容咨询服务人员来说很重要。美容咨询师可以通过巧妙的提问、正确的提问,减少客户的逆反心理(因为一味地陈述自己的观点,容易引起对方的反抗心理);充分了解客户的信息;引导客户按照你的方向去展开谈话;按照你的思维方式去考虑问题,以至于达成你希望得到的结果。

提问是收集信息和核实信息的手段,而且可以引导沟通围绕主题展开。所以有人说提问是语言交流的基本工具。精于提问是一个有能力的医学美容咨询师或美容医生的基本功。提问的有效性,将决定收集资料的有效性。提问一般分为封闭式提问和开放式提问两种类型。

(一)封闭式提问

封闭式提问是一种将他人的应答限制在规定的范围之内的提问,他人回答问题的选择性较少甚至有时只要求回答"是"或"不是"。例如,"您家人的健康对您很重要,所以看电视的时候您一定不愿意让射线辐射眼睛,是不是?"

封闭式提问可以使发问者得到特定的资料或信息,同时答复这类问题也不必花太多时间去思考;但是这种提问含有相当程度的威胁性,往往会引起客户不舒服的感觉。所以在语言的运用上不宜过于尖锐,多用中性词语。封闭式提问的种类如下。

1. 选择式提问 给对方提出几种情况让对方从中选择的提问。这种提问都是提供两个以上的条件,供对方任意选择,对方只能在特定范围内选择,没有超出范围的选择余地。无论客户回答哪一个,都对提问者有利。也就是说,在限制选择的提问中,必须要使所提出的问题明确而具体,效果才能更明显。

举例如下。

(1)您喜欢时尚一点的还是简洁一点的?

(2)您觉得内在的质量比较重要还是单纯有一个时髦的外观重要?

(3)您是今天还是明天来做身体护理?

(4)您喜欢三种颜色中的哪一种?

采取选择式提问法,一般最好不要帮助对方做出什么决定性回答,而是提供一种参考性的回答,主要目的是缩小谈话的范围,便于沟通和交流,一旦在对方做出肯定回答后,就可以引入到自己要谈的主题中,在自己设计的圈子里,逐渐引导客户。

2. 建议式提问 针对对方答复重新让其证实或补充的一种提问。这种提问在于让对方对自己说的话进一步明朗态度。进行主动性建议式提问时,最好语气不要过于僵硬,要表现的仿佛是一种商讨,语气平和,让对方感觉到你是为他们考虑或为他们着想,关心他们,才提出如此问题。这样即使对方没有接受意见,交谈的气氛仍能保持融洽。

举例如下。

(1)你看,我们应该赶快确定下来,您认为呢?

(2)是的,您在护肤品选择方面认识得非常深刻,您希望选择保湿效果明显些的,这样有利于滋养皮肤,我说的对吧?

(3)现在洗发水不但要洗着舒服,而且还一定要有养发护发功能才行,是吧?

(4)为了能够护发养发,就要合理地利用各种天然的洗发水,是吧?

3. 暗示式提问 这种提问本身已强烈地暗示出预期的答案,其实就是在咨询沟通中敦促对方表明态度。

举例如下。

(1)买电视机买的是产品本身,而不是赠品,您说是吗?

(2)春天不常敷面膜会觉得皮肤很干,是不是?

(3)看以前的老式电视机,经常觉着眼睛挺累的,是不是?

(4)一般只有高档的显示器才有色温调整功能,比如电脑显示器,是不是?

4. 参照式提问 把第三者意见作为参照系提出的问句。如果第三者是对方熟悉的人,对对方会产生重大的影响,对方就可能会同意。例如,你朋友就是在我们美容院做的瘦身,你感觉怎么样?

(二)开放式提问

开放式提问是指在广泛的领域内提出可有广泛答复的问题,通常无法采用"是"或"否"等简单的词语做出答复。可引导客户阐明思路,鼓励其说出自己的观点、意见、想法和感觉。例如,"你觉得好的电视机有哪些特点?"这类问句因为不限定答复的范围,所以能使对方畅所欲言,发问者可以获得更多的信息。但是,这类提问的技巧性很重要,所问的问题如果与自己的已知相悖,则容易造成尴尬、被动。因此,问题的引导性很重要。咨询师在沟通时对于所提出的每个开放性的问题都应慎重考虑,同时态度要特别诚恳,必要时说明提问的目的、原因,努力取得求美者的理解。当求美者确信自己的回答一定会对解决健康问题有帮助时,便会乐意而认真地回答。如果咨询师不做任何说明地突然提出一个范围很广的开放性问题,求美者会感到莫名其妙,不知从何说起,或者因为麻烦而不愿回答。开放式提问的种类如下。

1. 探求式提问 针对对方答复内容,继续进行引申的一种提问。不但可以发掘比较充分的信息,而且可以显示出发问者对对方所谈问题的兴趣和重视。

探求式提问方法,就是我们常说的"6W2H"的原则,6W2H 指的是英文 What(什么)、Why(为什么)、How(如何)、When(何时)、Who(谁)、Where(在哪里)、Which(哪一个)、How much(多少、多久)的缩写。使用这一原则可以向对方了解一些基本的事实与情况。虽然探求式提问可以在某种程度上帮助解决问题,但是也只能了解一些浅层的、简单的信息,不适合了解个人情况及较深层的信息,而且探求式提问的方式,如果把握不好,可能话语比较生硬,容易让对方感觉不舒服,造成对方回答的问题不够精确或者答非所问或者根本不回答。因此,探求式提问仅仅可以用于客户愿意主动从正面回答的提问,而且一定要把握语气的运用,不要弄巧成拙,最好结合请教式提问的方法一起运用。

举例如下。

(1) 我可以请教您几个问题吗?

(2) 我可以向您咨询一些情况吗?

(3) 我可不可以这样理解您的意思?

(4) 您刚才说体验过该项目感觉不是很好,能不能说一下哪些方面不好?

2. 商量式提问 和对方商量问题时的提问。这类提问,一般和对方切身利益有关,属于征询对方意见的提问形式。

举例如下。

(1) 您看,我给您介绍了这款电视机的主要优势,您需要再考虑吗?

(2) 过几天您就要动手术了,您对这次手术有什么想法? 您有什么要求也请尽量提出。

3. 启发式提问 启发对方谈看法和意见的问句,以便吸收新的意见和建议。

举例如下。

(1) 您现在对解决这一问题有什么想法?

(2) 您对发生的事情有什么感觉?

(3) 您从这件事中学到了什么?

(4) 您看起来不太愉快,您有什么想法吗?

封闭式提问和开式提问在美容咨询沟通中有时是交叉使用的,但要注意每次提问一般应限于一个问题,待得到回答后再提出第二个问题。如果一次就提出好几个问题,让求美者回答,会使求美者感到困惑,不知该先回答哪个问题才好,甚至感到紧张、有压力,从而不利于咨询沟通的开展。

四、结束谈话的技巧

在咨询沟通过程中,咨询师要把时间掌握得恰到好处,在双方热烈讨论某一问题时,如果一时出现僵持的局面,咨询师应设法把话题改变,一旦气氛缓和就应赶紧收场,发现谈话的内容已渐枯竭时,就应马上道别。否则,会给对方留下言语无味的印象。在准备结束谈话之前,先预定一段时间,以便从容地停止。结束谈话的形式如下。

1. 预备离开的讯息 当谈话停顿得太久或双方感到想结束话题时,就应该适时结束谈话。首先要发出预备离开的讯息,如:"我也差不多时候要走啦,我要去买些东西。"

2. 提出再联络的表示 当你发出预备离开的讯息后,通常可提出再联络的表示,如:"我再联系你,下次去喝茶呀!"也可以友善及直接地表示:"和你谈得很开心,下星期有时间再出来聊呀!"

3. 以肢体语言暗示 如果对方对谈话失去兴趣时,可能会利用"身体语言"做出希望结束谈话的暗示,例如,有意地看看手表,或频繁地改变坐姿,或游目四顾、心神不安。遇到这些情况,最好知趣地结束谈话。

4. 总结 如有需要,可简单总结谈话内容;但一般的社交闲谈,这点不太重要,一两句总结已很足够,如:"情况已经介绍完了,你可以再考虑考虑。"

除以上几种方式外,以笑容结束谈话是最佳方式,因为最后的印象,往往也是最深的印象,可以长期留在双方的脑海之中。在有些交谈结束时,说一些名人格言、富有哲理的话,或是美好祝愿的话,往往会产生很好的效果。

(王　丽　刘　波)

第三节　语言沟通的原则

在沟通时,首先确定想表达什么。如果你自己都不知道你在讲什么,那么听者就更不知道你说什么了。因此,语言沟通中需要主要考虑语言表达的问题。

1. 话要说得清楚 话要说得清楚是沟通的首要一环。说话模棱两可,就会造成误解。有时因句子结构错误使我们要表达的意思不清楚,而影响沟通,特别是一些正式场合,如演讲时必须要清楚。因为没有第二次去澄清自己观点的机会。

2. 话要说得有力 有力的说话方式能直接表明观点。说话有力,表明演说者有激情、热情,更可信,更有吸引力和更有说服力,容易感染听众。为了获得有力的说话方式,应该避免一些特定的沟通行为。

①避免讲模棱两可的话和用比较含糊的修饰词语,如"我猜想""某种"这些表达方式容易削弱说话的威力。

②消除如"啊"或"你知道"这些含糊的表达形式,这些词语也使说话者听起来不确定。

③避开附加提问,即以陈述开始、以问题结束的表述,如"搞一次聚会非常重要,是吗?"附加提问使说话者显得不果断。

④不要使用"否认自己"的表达。否认自己的表达是指那些辩解或请求听者原谅自己的词语或表达方式。例如,"我知道你或许不同意我的观点,但是……",以及"我今天确实没有做什么准备"等。

⑤除了使用有力的语言外,在说话时,还要用一些行动性的词语来沟通,这样就会造成一种紧迫的感觉。有些句子安排成主动语态而不是被动语态时,力度就更加鲜明。"这个男孩击中了球"就比"球被这个男孩击中"更有力。

3. 话要说得生动 讲故事,用第一人称说话,以"我当时在场""发生在我身上"的角度来叙述是特别生动的,通常能使听者感受到你所感受到的。还有一些诗词和歌曲的使用为我们提供了新的表达方式,听起来更生动,更激动人心。

4. 话要说得得体,有仪式感 熟人见面交谈规则我们大家都非常清楚,因为我们自己经常参与这种交谈。这种交谈表明语言是一种仪式。仪式语言存在于期待我们做出例行性反应的环境中。问候是一种仪式,我们简要地相互应答,通常只是把一半的注意力放在听上,然后去做自己的事。

我们使用的仪式是由语言环境决定的。如果参加一个葬礼,我们应该对死者的家属说:"他是一个好人,我们会想念他的。"在婚礼上,我们就祝福新郎新娘幸福,夸奖新娘美丽等。

任何社会的语言仪式都是由这个社会的文化观念决定的。在中国的婚礼上,常用"早得贵子""多子多福"的话来表示吉利,而在美国社会中这种问候方式就被认为极端不恰当。

当孩子小的时候对一些仪式语言,如"谢谢""再见"等不可能有所反应,但后来慢慢长大,在大人的引导下逐步形成习惯性反应。

5. 要用委婉的语言 人们在交往过程中,所用的语言不要直来直去,用委婉的语言即一种代替其他可能令人不愉快的语言,就能起到比较好的沟通效果。例如,在公共场所常有"禁止吸烟"的警示语,但如果在自己的办公室里则可采用"请您协助保持一个无烟环境",虽然都是一个意思,但在他人看起来就比较舒服。2002年北京市建筑工地上到处出现这样的牌子"施工给您造成许多不便,谢谢您的谅解",就给人一个崭新的文明都市的感觉。例如,一个人死了,描述死了的词语很多,像"去世""升天""百年"等,就比直接说"死"好一些,如果说"完蛋了""下地狱了"等词语就不合适。

当人们逐渐成熟时,就会使用恰当的语言,知道在某一种特定的环境下用什么样的语言,因为语言环境支配我们使用的语言。在沟通中,我们必须选择适合语言环境的语言。在一种环境下使用的语言,放在另一种语言环境下就不一定能发挥应有的作用。

6. 避免使用伤害人的语言和有失道德的语言 有些语言在使用时,若运用得不恰当,可能造成伤害别人的后果。人们必须对自己不恰当的词语有某种了解。在孩子成长时,他们试着使用听到的新词语,并且从周围成年人的反应中知道他们不应该使用的词语。例如,对比较胖的孩子可用"胖乎乎"的,真可爱,如果用成"肥仔"就不好;对于成年人可用"看你长得多富态",如果"肥佬"就对他造成了伤害;对女人,用"丰满"显得顺耳,若用"肥婆"就不好。

此外,我们在演说或是交谈中要避免用一些侮辱性词语,如"你去死吧""见鬼去吧"等这些侮辱人格的话。还有一些不尊重他人的语言,如"你所有的话我都知道,并没有什么神秘感",这些都应该避免使用。

(刘 波 王 丽)

第四节 语言沟通的误区

语言是沟通的主要手段与工具。在语言表达中,人们常会进入一些语言沟通的误区,如慎言、失言、误解、方言、承诺、误导等。尤其是在医学美容咨询过程中,尤其要注意严谨性和信息表达的准确性。

一、慎言

在古代医学中,语言和草药被看作治疗的手段。在现代医学中,语言其实也是重要的治疗工具。反过来说,语言也可能伤害患者。因此,慎言是医患语言交流的基本要求。不幸的是,说话不当导致的医疗伤害并不少见。下面就是临床工作中这方面的一个实例。

某年5月的一天上午,女青年周某与未婚夫王某来到某市婚检指定医院进行婚前检查。经内、外、五官科检查后,来到妇产科门诊。接诊医生龙某招呼周某在妇检床上躺下,让其未婚夫在屏风外等候。龙某在检查时,见周某下腹部有花纹,便问:"你以前引过产吗?"周某感到吃惊,待明白过来后,予以否认说:"没有啊"。龙某坚持地问:"那你腹部的妊娠纹是怎么来的?"周某气愤地说:"我没有怀过孕,你不要乱说啊!"为了明确周某腹部花纹为妊娠纹,龙某又请来一位高年资医生为周某检查,这位医生说:"这是有点像妊娠纹。"后来,他们在体检单上写上了"正常",将体检单交还周某。周某与男友离开了医院。说者无意,听者有心。站在屏风外面等候的未婚夫听到医生与周某的一番谈话,疑心顿起,便问周某:"刚才医生说的妊娠纹是什么意思,你能不能把详细情况告诉我?"周某听了男友的话,感到十分委屈,只好反复解释:"我什么也没有,你不要听那个医生乱说。"周某越是解释,男友越是不信,真是越描越黑。原定婚检后去领结婚证的事也因此久拖未办。男友还跑了多家医院,了解到只有生孩子或引产才会出现妊娠纹。男方家人经商量,决定解除婚约。

周某此后以泪洗面,痛不欲生。为洗不白之冤,周某在家人的陪同下找到医院领导和卫生局领导,要求医院为其重新检查,认定周某外阴为未婚型,且处女膜完整。所谓"妊娠纹"实际上是周某减肥后留下的"收缩纹"。后来,医院领导和卫生局领导带领当初检查的医生一起到周某家中登门道歉,并同时到王某家说明事实真相,希望双方消除误会,再续姻缘,但王家始终未答应。周某向法院提起诉讼,状告医生龙某在婚检时侵犯其名誉权,致使其婚姻失败,精神上受到极大伤害,并要求赔偿经济损失。法院审理此案后,认定医院在为周某婚检时,因语言不慎,超越婚检范围,侵犯了周某的名誉权,使周某的名誉和经济受到损失。故判定被告赔偿原告精神损失费5000元,经济损失费2000元,并由被告承担诉讼费。

二、失言

失言,在人际交往中是常有的事,一般不会造成太大的恶果。但是医患关系所涉及的是"人命关天"的大事,一旦失言,其后果往往十分严重。

有这样一个案例。某男性患者,因右上腹、右腰部疼痛、恶心2天后来到某医院就诊。常规检查后,接诊医生拟诊为:①急性胆囊炎? ②急性阑尾炎? 随即予以庆大霉素肌内注射,头孢氨苄口服处理。3天后,患者复诊,自诉腹部情况好转,但纳差明显,医生予以口服多酶片、甲氧氯普胺等,并做腹部B超和双肾造影检查,报告右肾积水。过了1天,患者到该医院泌尿外科门诊复诊,接诊医生对患者做了进一步检查,诊断为慢性肾功能衰竭。接诊医生对患者说:"庆大霉素对肾危害很大,不要再用了。"患者即遵循医嘱停用庆大霉素,口服尿毒清等药物进行治疗。经治疗,症状改善,病情稳定。

次年,患者以诊治错误为由向医院和有关单位投诉,认为其慢性肾功能衰竭是由于医院错用庆大霉素造成,要求定性为医疗事故,赔偿经济损失。医患双方协商未果。患者正式申请鉴定,经医疗事故鉴定委员会鉴定,认为患者慢性肾功能衰竭的直接原因是高尿酸血症、尿酸性肾病、双肾多发结石并积水的结果。虽然庆大霉素有肾毒性的不良反应,但其用药量少(仅用 3 支),时间短。临床和实验室检查未出现肾功能明显恶化;患者因急腹症就诊时,也并无肾功能损害的临床表现和实验室检验依据。因而使用庆大霉素未违反用药原则,构不成医疗事故。过了一年,患者不服此鉴定,又向上一级医疗事故技术鉴定机构申诉,要求重新鉴定。上级事故鉴定机构维持原鉴定意见。患者仍不服,向所在地区人民法院提起行政诉讼,要求法院定为医疗事故,并赔偿各种经济损失 62 万元。区法院依法调查取证后,驳回了原告的起诉。患者依法上诉至中级人民法院,经审理,判决驳回上诉,维持原裁定,此为终审判决。这起长达 3 年的医患纠纷终于落幕了。

医护人员的失言,大多为医患交往中的"不经意"和情急时的"不择言"。本案例中,泌尿外科医生在接治复诊患者时,未考虑初诊的实际情况,随口一句"庆大霉素对肾危害很大,不要用了"。换个不同的语境,此话可理解为对患者的关切,不应受到指责,但在患者复诊的语境中,很明显是对初诊医生的不信任,并隐含一定的指责意味。

三、误解

医患关系交往中,医务人员的解释说明十分重要,但是在解释说明过程中,最为常见的一个问题就是误解。下面有一个极富戏剧性的案例。

一位 63 岁的老先生,因 3 天未解大便和排气,并伴有腹痛、呕吐,于傍晚被送至某医院急诊。经过医生询问病史、腹部摄片及实验室检查后,被诊断为"完全性小肠梗阻"而住院。当天晚上,医生即为这位患者做了急诊手术,手术过程顺利。术后,老先生恢复良好,自觉症状消失,精神逐渐转好,家属认为正是由于医生采取了果断而正确的诊治措施,使患者得以转危为安,故对医护人员的工作充满了感激之情。

第二天查房的时候,当医生查看手术伤口之后,患者的儿子问道:"医生,我爸爸什么时候可以吃东西?""放屁!"医生果断地回答道。患者的儿子对医生无缘无故侮辱的语言感到十分不解,觉得作为患者家属,询问何时可以进食完全是符合常理的,这位医生怎么能恶语伤人,一时竟不相信自己的耳朵,但是还是强忍不说,又追加了一句:"不好意思,我们不是学医的,不太懂医学专业知识,我想问问我爸爸什么时候可以吃东西?""放屁!"医生再次毫不犹豫大声回答。当时,患者的儿子气不打一处来,但是,考虑到仍然要在医院里继续治疗,而不敢"得罪"医生,无奈之下也就忍了这口气。

患者很快康复,出院时家属向医院有关部门投诉了这位医生。经查实,该医生其实想表达"当患者肛门排气后可以进食"的意思,结果为了说话通俗,竟然把要说的话缩减成"放屁"二字,致使家属误认为是侮辱之词,造成误解。

人们往往将医术与仁术联系在一起,其实,医术也是一门艺术,而医生的语言更是一扇开启患者心灵的窗户,因此,施仁术者,必当有为患者而"割股"的仁心和爱心,而搞艺术者,则应不断地修炼个人的涵养,提高自己的整体素质,其中,语言素养就是医术中的一个重要组成部分。所谓"恶语伤人六月寒",指的就是语言不当所造成的后果。

四、方言

方言是在某个地域流行,且为某特定人群理解的语言。既是方言,就会有人听不懂,造成理解上的歧义,达不到语言沟通的目的。如若一般的歧义也就罢了,但若发生在治病救人领域,产生语言沟通的歧义,麻烦就不小了。

在某医院曾发生过一例"误用方言致婴儿死亡"的案例。一女婴因重症肺炎入院。经治疗后好转,但在即将出院前的一次静脉注射过程中当场死亡。经调查,此次操作是由实习生单独完成的,当时带教护士需处理另一病危者,便叮嘱实习生"慢点推"(这在当地方言中意思是等会推),实习生则以为老师叫她"慢点推"是同意她单独操作,只是需要慢慢地推注药水。该县医疗事故鉴定委员会最后确认:这是一起静脉注射因空气栓塞致死的一级技术事故。其原因是带教护士用方言带教,带教护士对事故负有主要责任。

就事论事。"慢"字在《新华字典》中本有两种含义:一是指速度,"不要太快"或"不快""放慢一点"的意思;另一个含义是指态度,"怠慢""慢待"的意思。一个字,究竟作何理解,取决于语境,包括说话场合、地域、氛围、听众等。本案例的发生地域在湖南省,该地说"慢点"可理解成"等会儿",但在多数人群中,均将"慢点"作"速度"理解,意思为不要太快。因此,实习护士理解成"老师同意我单独操作,只是要求不要太快",是符合常理的。至于实习护士未能理解带教护士的"等会儿"本意,应看成带教护士以方言带教形成的恶果,理应由带教护士承担主要责任。

临床实践中,还有不少医护人员不注意规范自己话语的读音,常使用一些医学上的专有名词和某些特殊领域的专用词语,影响了口语传递信息的效率和准确性。例如,在某医院门诊部候诊室里,一位护士在按顺序安排患者进入诊室时,她大声喊道"幺号!"排队候诊的患者中没有人应答。护士只好按顺序往下叫号。一位妇女低声说:"真不像话,5号都看过了,我1号怎么还没轮到呢!"旁边一位患者说:"不是叫过你了么?最先喊的幺号就是你。"

由此可见,在医院这样的窗口服务部门,推广普通话,绝不是语言学者的无病呻吟。医务人员在与患者进行语言沟通时,至少应该做到让患者听得懂,使对方理解时不至于产生歧义,这是最基本的要求。否则,由此产生的不良后果,医务人员必须承担相应的责任。

五、承诺

承诺是医患交流中最重要的一个环节。合理的、合情的、合法的承诺是语言交流不可缺少的。在此过程中存在不少误区,其中最常见的是"夸大"的承诺,也就是通俗说法中的"夸口"。下面就是一个由于夸口导致的医患纠纷的案例。

患儿,男,12岁。该患儿出生后4个月时,即发现左侧颈部有一约鸽子蛋大小的瘤体,瘤体随年龄增长而增大,在当地医院诊断为血管瘤,因医院无手术条件,才来省城。于某年3月1日第一次来省城看专家门诊,专家看完病对家长说,该患儿可能是右颈部淋巴管瘤,建议手术治疗。但这种淋巴管瘤手术治疗也有复发的可能。家长如果同意手术就办手续入院治疗(已记录在门诊病历上)。家长说,下面的医院不敢做,你们是省里的大医院,只要尽了心,我们不怪你。于是患儿当天住了院。手术前一天,患儿家长再次询问该科室一位住院医生,这位年轻的住院医生说:"诊断是淋巴管瘤。明天就可以手术,这样的手术我们做得多了,保证不会复发。"次日,手术中发现部分淋巴管缠绕在颈部大血管旁,只能尽力剥离。术后5天,患者家长因经济困难,即办出院手续,回当地医院按时拆线,伤口愈合尚可。但一周后颈部又出现肿块,且逐日长大,家长由高兴转为烦恼。20天后,又带小孩返回省城医院,住原病室。经检查确认为淋巴管瘤复发,行注射平阳霉素等方法,淋巴管瘤消失后又出院。出院时,患儿家长要求赔偿上次住院费,"你们的医生说,不会复发,现在又复发了,第一次手术不是白做了?"医务科了解了各方面情况,查看了专家门诊病历和住院病历,在专家门诊病历上确有"有可能复发"字样,对随意解释病情的年轻医生进行了批评教育。患者家属方才认可,离开了医院。

此案例中,住院医生与患方讲话过于草率,无依据地打包票,致使家属高兴而去,烦恼而来。专家门诊病历的文字记载完善,是解除此次矛盾的关键。医患沟通贯穿着医疗全过程,在这一过程中的每个医务人员都有与患者及其家属妥善沟通的责任。任何环节的疏漏和不妥都会引发矛盾,产生纠纷。

六、误导

医务人员与患者可能讨论任何话题,如家庭、孩子、爱情等。但是由于医务人员的特殊身份、医院的特殊环境等,医务人员不经意的话语便可能误导患者。下面就是这方面的一个典型案例。

一位女患者做了子宫全切除手术,术后恢复良好。但是,该患者为自己失去子宫而恐惧,担心自己会因此失去女人的特征。她到医生办公室反复问女医生:"切除子宫后,我还是个正常女人吗?"当时,这个女医生因失恋,做了人工流产,受了不少苦,对负情男人充满怨恨,此时听到女患者的絮絮叨叨,触动心思,不耐烦地回答:"你做女人受的苦还不够么?切除子宫可以免去女人的多少麻烦!男人没有一个好东西。你难道不知道?"

出院以后,这段对话一直都在患者的心中盘旋,她感到自己不再是女人,一开始怕性生活失败,迟迟不敢过性生活,后来变得多疑,对丈夫的言行十分敏感,最终导致婚姻失败。她因悔恨自己不是一个完整的女人而整夜不眠,最终跳河自杀。

本案例中涉及的女医生,应该针对女患者的心理困惑,以科学的道理晓之以理,解除其心中的顾虑,使其放下思想包袱,过正常的家庭生活。然而,女医生却因个人的情感经历,推论出"男人没有一个好东西"的结论,特别是让患者强烈地感受到子宫切除与其女性身份的丧失相关,这是一个典型的误导,该医生要为此承担交流不当的责任。

(刘 波 王 丽)

实训项目六　信息传递

1. 实训目的

(1)通过活动,训练学生说话技巧。在语言交流过程中能够学会组织内部语言、学会快速组织词句及用语音表情达意。

(2)训练学生倾听的技巧。在倾听过程积极倾听、学会注意、努力记忆,克服偏见,避免批判性倾听。

2. 实训内容

教师设定一个信息传递的活动,传递的信息内容可以是摘自报刊的简短文章或小故事,但不要是最热门的新闻。

活动程序：

（1）将学生以 6～8 人 1 组分组，按 1～8 号排好顺序。

（2）请 1 号留在教室内，其他人先出去，把故事念给各组的 1 号听，但不允许他们提问或做记录。

（3）2 号从教室外进来，每组的 1 号负责将故事复述给 2 号听。然后 3 号进来，2 号将故事再复述给 3 号听。直至最后一位组员听到故事。

（4）教师抽查几组 5 号学员，请他们复述听到的故事。

3. 活动讨论

（1）每个传递者是否遗忘了一些内容？是哪些？

（2）故事在传递中，出现了哪些错误或篡改？

（3）我们如何加强记忆和理解？在现实生活中，我们可以采取哪些方法？

4. 评价标准

（1）掌握一定的说话技巧，信息传递准确。

（2）交流中能运用倾听技巧有效倾听。

（3）信息传递过程中有良好的说话习惯。

5. 实训记录　通过训练，谈谈如何提高自己的言语交流能力？

（王　丽）

实训项目七　根据所给案例进行模拟

案例：小美，女性，25 岁，职员，性格开朗，积极上进，注重自身形象和修养。小美因自己是单眼皮并伴有内眦赘皮，给人以没精神的感觉，因此，到整形美容科进行了内眦开大、切开重睑的手术。术后第二天来院换药，由于主诊医生休息，护士给她清创、换药，换药过程中，护士并未回答小美的全部提问，并且，未做任何说明。小美感到非常不满，并在母亲的陪同下，进行了投诉：小美因双睑红肿严重，重睑线过宽、不自然，表示后悔手术，并认为毁容了，感觉不能见人，心理负担较重。

1. 实训目的

（1）掌握同求美者进行语言沟通的基本原则。

（2）避免在沟通中出现语言沟通的误区，为患者树立信心。

2. 实训内容

根据所给案例，模拟咨询师与求美者之间的谈话，减轻求美者的思想负担，对护士的不当行为造成的情绪进行合理疏导，通过合理恰当的语言沟通，为求美者重新树立信心。

3. 实训组织

（1）2～3 人一组，每组选出 1 人做咨询师，1～2 人做求美者，进行场景模拟训练。

（2）其余同学仔细观察细节，注意模拟人员的行为及言语，并记录自己的收获。

（3）讨论：参与者谈谈角色感受，观察同学谈谈模拟训练的优缺点。

4．评价标准

（1）能运用适当的语言进行沟通。

（2）对模拟的建议有效合理。

（3）语言清晰、流畅，仪态大方。

5．实训记录　通过训练，自己的收获是什么？

（刘　波）

第七章 非语言沟通系统

第一节 非语言沟通系统概述

▌案例引导▐

案例一：我国经典名著《三国演义》中有一个脍炙人口的故事"空城计"，讲的是："武侯弹琴退仲达"。诸葛亮守着空城，在城楼上镇定自若，笑容可掬，焚香弹琴。司马懿的15万大军不战自退。

思考：诸葛亮运用了什么技巧吓退了的司马懿15万大军，从而转危为安？

非语言沟通是人们运用表情、手势、眼神、触摸等，以他人的空间距离为载体进行的信息传递，是人际沟通的重要方式之一。非语言沟通是人际沟通过程中不可缺少的重要组成部分。在许多情景下，非语言系统甚至在交流与沟通中起着主导作用。本章将介绍非语言沟通的概念及意义、特点与功能、分类及表达方式，以及改善非语言沟通的方法。

一、非语言沟通的概念及意义

非语言沟通指的是以表情、手势、眼神、触摸、空间、时间等非自然语言为载体所进行的信息传递。

美国口语学者雷蒙德·罗斯认为，在人际沟通中，人们所得到的信息总量，只有35％是语言符号传播的，而其余65％的信息是非语言符号传达的。其中仅面部表情就可传递65％中的55％的信息。为此，我们可得出这样一个公式：

信息传递/接收的全部效果＝词语（7％）＋表情（55％）＋声音（38％）

在医疗护理工作中，非语言沟通显得更为重要。在某些情况下，非语言交流是获得信息的唯一方法。例如，使用呼吸器的患者，不能用语言向医护人员表达他的担忧，而只能依靠表情、姿势的交流来表达自己的感受。在新生儿病房，婴儿不会与护理人员进行语言交流，说出他们的需要，而有经验的护士常可从婴儿的表情、动作，特别是啼哭时声调的高低、节奏的快慢、音量的大小，来判断患儿是否出现某些病情变化或是否有生理需要。

医护人员由于工作繁忙，或者条件情况所限，没有过多时间和机会进行交谈，他们之间的交流常受到限制或很简短。在这些情况下，非语言交流加强了语言交流效果，增进了相互理解。有研究者总结了四种非语言沟通的技巧：目光交流、举止交流、皮肤接触和观察识别对象信息。此外，在某些特殊情况下，例如，抢救心搏骤停的患者时，医护人员之间常通过快速交换目光或点头示意等表情动作进行沟通,以使抢救工作配合默契。因此,非语言沟通是护理工作中获取信息的重要途径。

二、非语言沟通的特性与功能

▍ 案例引导 ▍

案例二:在礼节性拜访中,主人一边说"热烈欢迎",一边不停地看手表,客人便知道该起身告辞了。

分析:要想了解说话人更深层的心理,即无意识领域,单凭语言绝对是不可靠的。俗话说"打鼓听声,说话听音"便是这个道理。而通过非语言符号所传递的信息往往比语言更能够准确地传达"真正的意向"。

1. 非语言沟通与语言沟通的关系

(1)非语言沟通与语言沟通的联系:语言沟通是指我们通过话语传递信息,非语言沟通是指不通过话语,而是通过表情、动作、眼神、姿态等传递信息。语言沟通和非语言沟通常常结伴而行,有时非语言沟通比语言沟通更能传达出我们的真实想法。

(2)非语言沟通与语言沟通的相异性如表7-1所示。

表7-1　非语言沟通与语言沟通的相异性

相异性	语 言 沟 通	非语言沟通
方式	以语言符号为载体实现沟通,主要包括口头沟通、书面沟通和电子设备沟通等	使用除语言符号以外的各种符号系统,包括形体语言、副语言、空间利用及沟通环境等
作用	在词语发出时开始,它利用声音这一个渠道传递信息,它能对词语进行控制,是结构化的	不用言辞表达的、为社会所共知的人的属性或行动,这些属性和行动由发出者有目的地发出,由接收者有意识地接收并可能进行反馈
特点	借助文字进行的信息传递与交流。书面沟通的形式很多,如通知、文件、通信、布告、报刊、备忘录、书面总结、汇报等	使用非语言沟通符号来重复言语所表达的意思或来加深印象;具体如人们使用语言沟通时,附带有相应的表情和其他非语言符号

2. 非语言沟通的特性　非语言信号所表达的信息往往是很不确定的,但常常比语言信息更具有真实性,因为它更趋向于发自内心,并难以掩饰。因此,有研究者认为非语言沟通的重要性甚至超过语言沟通。一般认为非语言沟通有以下四个重要特点。

(1)非语言沟通是比较模糊的。非语言沟通所传递的信息,可能较语言沟通要模糊不清,因为个人的身体语言可能是有意识地传递某种态度和信息,也可能是无意识的动作,所以相同的行为可能会有不同的解释与理解。

(2)非语言沟通是连续不断的。人们的非语言行为,随时随地都在发生,即使我们停止了语言,可眼神、面部表情、肢体动作,都还会不断地透露信息。

(3)非语言沟通是多重途径同时进行的。非语言沟通的信息常在多种途径得以体现,或者是系列信息同时出现。

(4)人们对非语言沟通传递的信息更为确信。根据国外学者研究发现,当人的语言信息和非语言信息不一致时,人们比较相信非语言系统传递的信息,其原因可能是人们认为语言信息比较容易控制、作假,而非语言信息较难完全掌握,往往会泄露内心的真实想法与态度。

3. 非语言沟通的主要作用 非语言信号在沟通过程中被认为能够发挥重要作用,需要强调的是语言和非语言沟通是相互关联,而非各自独立的。有学者将非语言沟通的主要作用归纳如下。

(1)重复:非语言的行为可以重复语言的信息。

(2)加强:非语言的行为可以加强语言信息的效果。例如,演讲者常用挥拳、鼓掌等动作和一些面部表情来体现语言信息,往往起到加强效果的作用。

(3)补充:在沟通过程中,虽然双方可能没有谈到彼此的关系,但第三者可以从他们沟通时的行为举止,判断出互动双方的关系。

(4)规范:非语言的行为可以规范语言的沟通。

(5)矛盾:非语言的行为虽然可以对语言重复、加强、补充,或者规范语言的沟通,但也可能和语言传达的信息有差异,甚至产生矛盾,也就是我们所说的"言行不一"。我们在衡量这种矛盾的时候,往往会重视非语言行为传递信息的内容,而不重视语言所传递的信息。

(6)取代:非语言沟通可以进一步取代语言沟通,互动的双方也许并不需要借助语言,只是通过一些肢体动作就能把信息传递给对方,如表示不屑时的撇嘴、表示无可奈何时的耸肩等。

在医学沟通学中,非语言沟通发挥的作用十分重要,结合实际情况,我们把非语言沟通在医学沟通中的主要作用归纳如下。

①表达情感:非语言信号常成为人们真实情感直接表露的方式,人们的喜怒哀乐都可以用表情、体态等形象地显示出来。在医院,患者及其家属常常通过非语言形式来表达他们内心的状况,如由于疾病而产生的无望、不安或焦虑。一位母亲在患儿的病床边,紧皱眉头,两眼噙着泪水,神经质地搓着双手,这样的动作表情传递了她内心的焦虑和激动。医生和护士们也常通过他们的表情动作传递他们的紧张、担忧、焦急和厌烦等情绪。非语言沟通是吐露情感的渠道,也是观察情感的门户。

②验证信息:医院陌生的环境和特殊的卫生设施,常使患者及其家属产生相当大的恐惧和不安。为减轻这种不安,患者及其家属会特别留心周围环境的信息,当医护人员工作太忙而不易接近时,他们往往将注意力集中在医护人员的非语言信号上,依靠观察非语言信号获取信息。例如,焦急等待肿瘤切片报告的患者,可通过观察医护人员进入房间的面部表情获得一些线索,以弄清即将得到的消息的性质。此外,虽然有些患者的手术是成功的,肿瘤已被切除等,但患者仍会仔细观察医护人员的表情以判断医护人员对其病情的真实想法。同样医护人员在观察患者时,也应注意其语言和非语言信号表达的情感是否一致,以掌握患者的真实心理反应。如果一个患者说:"我感到很好",但其动作表情却明显地表现出烦躁不安和焦虑,医护人员应特别注意仔细观察,以免发生意外。当非语言传递的信息验证了语言信息时,沟通才是最有效的。

③调节互动:非语言沟通具有调节沟通双方传递互动方式的作用。在医护人员与患者及其家属之间的沟通中,存在着大量的非语言暗示,如点头、皱眉、降低声音、改变体位、靠近或远离对方等,所有这些都传递着一些不必开口或不便明说的信息,调节着沟通双方的互动行为。例如,医生、护士在倾听患者诉说病史、病情时,若微笑着点头,便表示鼓励患者继续说下去,若频繁地看着手表或向别处张望,便表示有其他急事要办,暗示患者该停止谈话了。再如交谈沟通中,某一方突然降低声音并凑近对方耳朵,便表示谈话比较机密,不愿被第三者听见,则对方讲话时也会降低声音加以响应。沟通双方诸如此类的互动行为的调节,经常都不

是靠语言明说，而是靠非语言暗示来传递信息的。

④显示关系：一条信息总是由内容含义（说什么）和关系含义（怎么说）相结合后而显示的。内容含义的显示多用语言，关系含义的显示则较多地依靠非语言信号。例如，当护士靠近患者坐着，这种交谈方式显示了双方比较平等的关系。医护人员站着与躺着的患者说话，往往显示医护人员对患者的控制地位。但在有的场合，这种关系含义可能恰恰相反，例如，老师坐着而学生站着，正好显示了老师对学生的控制地位。护理人员开会时，围着会议桌坐着的往往是年资高、职称高的年长护士，年轻的护士和实习生往往坐在第二排。会议桌顶头的位子往往是留给主席或主持人坐的。这种身份地位关系的显示靠的也是非语言信号。和蔼体贴的表情向他人传递友好，而一副生气的面孔和生硬的语调则向他人传递冷漠和疏远。因此，非语言沟通在维系医护人员、患者、家属之间的良好关系中起着不可低估的作用。

三、非语言沟通的分类及表达方式

非语言沟通指的是人们在沟通过程中，不采用语言作为表达意见的工具，而运用其他非语言的方式传递信息。一般可以分为动态语、静态语、类语言、辅助语言四种。

1. 动态语 动态语通常包括头语、手势语、身体语言、面部表情及身体接触五大类。

（1）头语：有点头、摇头、仰头及低头四种方式。

①点头：可以表示多种含义。

②摇头：一般表示拒绝、否定的意思。

③仰头：表示思考和犹豫的意思。

④低头：一般有两种含义。一种是陷入沉思时，表示精力很集中；另一种是受到批评、指责或训斥时，表示认错、羞愧和无地自容。

（2）手势语：

①指示手势（图 7-1）。

②情意手势（图 7-2）。

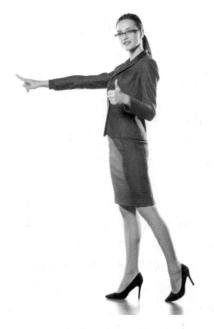

图 7-1 指示手势

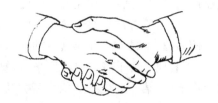

图 7-2 情意手势

③象形手势(图 7-3)。

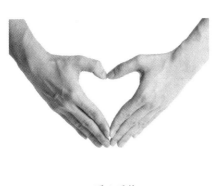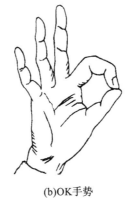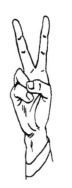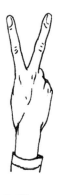

(a)爱心手势　　　　　　　　(b)OK手势　　　　　　　(c) "V"字形手势

图 7-3　象形手势

▎知识链接▏

　　许多书中记载了伟人演讲时具有特色的手势。列宁演讲时喜欢挥动右手用力一斩。孙中山先生演讲时常常拄着手杖。林肯演讲时为了表现欢乐情绪,两只手臂形成50°的角,手掌向上,好像已经抓住了喜悦;讲到痛心的时候,他便紧握双拳,在空中用力挥动。这些例子说明杰出的政治家在公众场合很注意使用手势语,以吸引民众。

　　(3) 身体语言:主要指身体姿势显示出的气质。优美的身姿能反映出一个人良好的思想意境和情感世界,并能成为调动他人情绪的有力手段,也最能表现出不凡的风度(表 7-2)。

表 7-2　身体语言表达出不同的信号

身体语言	传递反对的信号	传递徘徊的信号	传递可行的信号
面部表情	表现出生气与紧张或者忐忑不安的样子,锁紧双眉,不再与你有目光接触,伴随着低沉与消极的语调	迷茫或者困惑,躲避的目光,伴随着疑问或者中性的语调	轻松、微笑,直接且柔和的目光接触,积极与富有情感的语调
身体角度	突然起身,整个身体背向你或者缩紧双肩,身体向后倾斜,显示出"拒人以千里之外"或者"心不在焉"的态度。一些顾客利用清嗓子、擦手、用力捏一捏耳朵、环顾左右等方式传达明显的抵制情绪	朝远离你的方向倾斜	身体前倾,双手摊开,握手有力
动作姿势	双臂交叉并紧紧抱在胸前,握手乏力或做出拒绝的手势,双腿交叉并远离你	双臂交叉,略显紧张,双手摆动或手上拿着笔等物品不停地摆弄着,握手乏力	双臂放松,一般不交叉,双腿交叉叠起并朝向你

　　(4) 面部表情:主要是指通过面部眉、眼、嘴、鼻的动作和脸色变化表达内心的思想感情。具体包括眼神、微笑等方面的要求。

　　(5) 身体接触:主要是指交际双方通过身体间接触来传达交流信息的交际行为,这种交际行为又称"触觉交际"或"触觉沟通"。常见的体触语有握手、拥抱、亲吻,此外还有轻拍、抚摸、踢、勾手等。体触语更注重正面的接触,其传达的非言语信息也更为直观迅速,展现出的社交功能、友谊功能、亲密功能也更加突出、直接。一般来说,体触方式包括职业性接触、礼貌性接触、友爱性接触及情爱性接触。

■ 知识链接 ▶

眼神礼仪

眼神传达的意思可侧重从三方面来分辨,即注视的部位、角度及时间。

1. 注视的部位　与人交谈时,目光应该注视着对方。注视范围应为上至对方额头,下至衬衣的第二粒纽扣以上,左右以两肩为准的方框中。一般有三种注视方式。

（1）注视对方双眼:表明重视对方,愿意洗耳恭听。

（2）注视对方额头:表明严肃、认真,希望公事公办。

（3）注视对方面部:表示亲切或关切。

随意打量对方任意部位,表示轻视或怀疑对方。当对方沉默无语时,最好移开你的目光,避免紧张尴尬。

2. 注视的角度

（1）正视或平视对方:重视对方,表示双方平等相对。

（2）仰视对方:表示尊重和敬畏对方。

（3）俯视对方:表示轻视、歧视对方或长辈对晚辈的宽容和怜爱等。

（4）侧视或斜视对方:表示厌恶、蔑视、挑衅或怀疑对方。

3. 注视的时间　一般来说应当是总交谈时间的三分之一。长时间凝视对方,表示对对方很感兴趣;交谈的大部分时间都在注视对方,表示对对方的重视和尊重。

交谈中很少注视对方,表明对对方的轻视,很失礼。

一眼不眨地死盯住对方(陌生人尤其是异性),会让人紧张,会令对方极为反感或不快,会有敌意和挑衅或不怀好意的嫌疑,同样不礼貌。

---

2. 静态语　静态语一般包括空间效应、时间控制、环境布置、仪容仪表。

（1）空间效应:美国人类学家爱德华·霍尔说过,空间会说话。人们交往性质的不同,个体空间的限定范围也有所不同。空间效应包括个体空间及人际距离两个方面。一般来说,关系越密切,个体空间的范围划分得越小。

（2）时间控制:在人际交往过程中主动掌控好人际交往时间能够传递相关的信息和态度。

（3）环境布置:在整洁、优雅的环境中生活和工作,不仅让人感到舒适、愉悦,还会让人精神放松,有益于身心健康。因此要创造良好的生活、学习、工作环境。

（4）仪容仪表:所谓仪容仪表的协调,是指一个人的仪容仪表应与他的年龄、体形、职业和所处场合吻合,表现出一种和谐,这种和谐能给人以美感。

3. 类语言　类语言交际符号是指有声而无固定意义的常规语言外符号系统,它是功能性发声,不分音节而发出的声音。如哭声、笑声、哼声、叹息声、咳嗽声、掌声及各种叫声,都属于类语言交际符号。

在人际交往中,熟悉和掌握类语言的成分,将有助于通过声音来判断对方的情绪,了解对方的需求,以便能及时做出反应,实施有效的沟通。

4. 辅助语言 辅助语言指的是语言的非语言部分,包括语速、音量、音质、音色等声音要素。

> **知识链接**
>
> ### 仪 容 仪 表
>
> (1)年龄差异对仪容仪表的要求:一般来说,不同年龄的人有不同的着装要求,年轻人应穿得鲜艳、活泼、随意一些,体现出年轻人朝气蓬勃的青春之美;而老年人的衣着应注重庄重、雅致、整洁,体现出成熟、稳重。不同体型、不同肤色的人,应扬长避短,选择合适的服装。
>
> (2)职业差异对仪容仪表的要求。例如,老师的仪表要庄重,学生的仪表要大方、整洁,医生的仪表也要尽量显得稳重和专业。当然,仪容仪表也一定要与环境相适应,如在办公室的仪容仪表和出差时的仪容仪表不一样。
>
> (3)色彩搭配在仪容仪表中的重要作用:暖色调(红、橙、黄等)给人一种温柔、奢华的感觉;冷色调(紫、蓝、绿等)往往使人感到凉爽、恬静、宁静、友好;中和色(白、黑、灰等)给人一种平和、稳重、可靠的感觉,是工作服装中最常见的颜色。在选择服饰色彩时,应考虑各种色调的协调与自身肤色,并选择合适的服装、饰物。
>
> 服装反映了一个人审美品位。具体来说,既要自然得体、协调大方,又要遵守一些既定的规范或原则。
>
> 服装不仅要适应自己的具体情况,也要注意客观环境和场合的着装要求,即着装应优先考虑时间、地点和目的这三大要素,并在服装的各个方面尽量协调一致。
>
> 我们要注意根据不同的场合着装,喜庆场合、庄重场合和悲伤场合要注意有不同的着装,同时要遵循不同的规范和风俗习惯。

四、改善非语言沟通的方法

在医学美容沟通学中,非语言沟通对人们的日常行为、动作姿势、时间空间、穿着打扮等方面有具体明确的要求,经过长期应用、约定俗成而成为人们普遍遵守的行为准则。医学美容专业人员在日常的工作中要注意自己的非语言行为传达给顾客的信息,要给顾客留下美好的印象。结合实际情况,我们把改善非语言沟通的方法归纳为以下几点:一是通过加强自己对非语言沟通的学习,运用非语言沟通中的相关技术,如沉默、注意、观察、聆听等,给予交际双方时间与空间,集中感知对方的思维、情感和经验,并努力了解对方所表达的内容;二是通过运用适当的非语言符号如身体语言传送出自己的情感和态度,增加交际双方的信任感。

(周 扬)

第二节 人际沟通的距离与位置

一、人际沟通的距离

1. 距离语言的含义 由于人们交往性质的不同,个体空间的限定范围也有所不同。一般来说,关系越密切,个体空间的范围划分得越小。距离语言是行为语言的内容,它借助交往双方的空间距离及其变化来表现交往的情感、意图和关系程度。当你和别人交往时,总要各自占据一定的空间,相互保持一定的距离,这个距离虽然没有声音,却能像语言一样传达某种含义。美国人类学家爱德华·霍尔博士经过长期观察,根据人们交往关系的不同程度,将人际沟通中的距离分为亲密距离、个人距离、社交距离和公众距离四个层次。

(1) 亲密距离:这种距离是人际交往中最小的间距,处于0~15 cm 之间的距离,彼此可以肌肤相触,耳鬓厮磨,属于亲密接触的距离。这是为了做出爱抚、亲吻、拥抱、保护等动作所必需的距离。常发生在爱情、亲友关系之间。美容师在给客户进行某些技术操作时与客户之间有必要的身体接触,这也属于一种亲密距离。需注意的是,如果用不自然的方式或强行与他人靠近,这样的亲密距离可被认为是对他人的侵犯。处于16~45 cm 的距离是身体不相接触,但可以用手相互摸触到的距离,如挽臂执手、促膝倾谈等,多半用于兄弟姐妹、亲密朋友之间,是个人身体可以支配的势力圈。而势力圈以眼前为最大,也就一个人对前方始终保持强烈的势力圈意识,而对自身两侧和背后的关心次之。

(2) 个人距离:人际沟通稍有分寸感,可以友好沟通的距离,这种距离较少有直接身体接触。在这个区域内,人们可看到对方的外貌,但可能无法察觉到对方的体温和体味。处于46~75 cm 之间的距离,主要传达个人信息或秘密。这是进行非正式个人交谈时经常保持的距离,适合较为熟悉的人们,他们可以亲切地握手交谈,向他人挑衅也在这个距离中进行。处于20~75 cm 之间的距离是双方手腕伸直,可以互触手指的距离,也是个人身体可以支配的势力圈。

(3) 社交距离:一种社交性的或礼节性的较为正式的距离。处于120~210 cm 之间的距离一般出现在工作场合和公共场所。在现代文明社会,复杂的事务几乎都在这个距离进行,如机关里的领导干部对下属布置任务、接待因公来访的客人、进行比较深入的个人洽谈时大多采用这个距离。处于211~360 cm 之间的距离时,表现为更加正式的交往关系,它是会晤、谈判或公事上所采用的距离,如首长接见外宾或内宾、公司的总经理与下属谈话等,由于身份的关系,上级需要与部下之间保持一定的距离。

(4) 公众距离:一种大众性、群体性的沟通距离。这种距离使人际沟通大量减少,很难进行直接交谈。处于361~750 cm 之间的距离是产生势力圈意识的距离,人们的互动机会相当有限,也难于进行双向沟通。如教室中的教师与学生、小型演讲会的演讲人与听众的距离。所以在讲课和演讲时用手势、动作、表情以及使用图表、字幕、幻灯等辅助教具都是为了"拉近距离",以加强人际传播的效果。处于750 cm 以上的距离,在现代社会中,则是在大会堂发言、演讲、戏剧表演、电影放映时发言者、演讲者、表演者或荧幕与观众保持的距离。

领域学学者研究指出:每个人都有一种领域感,这是一种生来就有的本能的感觉。当外在因素(交往对方)进入你自己认为属于自己的领域空间后,就会刺激你的心理,使你对这一

"进入"的含义做出判断：是表示友好、亲热，还是挑衅、侮辱；是无意识的"越界"，还是有意识的信号。只不过人们很少自觉地从理论角度来认识这一现象，往往表现为下意识地、习惯地应用这一"距离语言"。其中难免有运用不当之处，甚至有违反社交规范的时候。此外，人们对不同空间距离及其变化的语言含义，受到个体心理因素和历史社会习俗的影响，对同种距离会产生不同的理解。这就形成了不同群体如各民族之间、各年龄阶段人群之间的特殊"距离语言"。然而，也有许多"距离语言"是通用的，不同群体的交往双方都懂得某"距离"意味着什么。

2. 医学美容咨询的距离 医学美容咨询师与求美者的关系不同于其他的服务关系，和一般性的医学咨询上也有区别。在咨询关系中，既有社交的内容，又有个人的关系。对于这种关系的定位，取决于医学美容咨询的特殊性，它既属于以健康为最终目的医学咨询体系，又与生活品质、时尚流行这些"软元素"密切相关，所以在衡量医学美容咨询的距离时，一定要考虑到医学美容咨询师与求美者特殊的咨询关系。

二、人际沟通的位置

常见的人际沟通位置也是非语言沟通中的重要因素。不同的位置，表达了不同的关系。其传达的信息主要包括以右为上（遵循国际惯例）、居中为上（中央高于两侧）、前排为上（适用于所有场合）、以远为上（如远离房门为上）、面门为上（良好视野为上）等。

1. 宴会座次

（1）排序原则：以远为上，面门为上，以右为上，以中为上；观景为上，靠墙为上。

（2）座次分布：面门、居中位置为主位；主宾左右分两侧而坐；或主宾双方交错而坐；越近首席，位次越高，同等距离，右高左低。宴会座次具体见图7-4。

2. 轿车座次 按照国际惯例，乘坐轿车的座次安排的常规是右高左低、后高前低。具体而言，轿车座次的尊卑自高而低：后排右位、后排左位、前排右位、前排左位。轿车座次具体见图7-5。

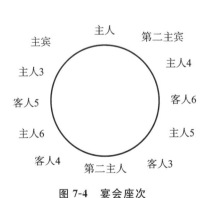
图 7-4 宴会座次

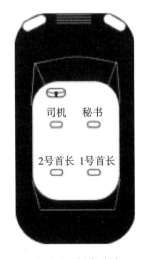
图 7-5 轿车座次

另外还有几种特殊情况，一是主人或熟识的朋友亲自驾驶汽车时，如果坐到后面位置非常不礼貌。这种情况下，副驾位置为上座位。二是接送高级官员、明星、知名公众人物时主要考虑乘坐者的安全性和隐私性，司机后方位置为汽车的上座位，通常也被称作VIP位置。

3. 会议座次 首先是前高后低，其次是中央高于两侧，最后是左高右低（中国政府惯例）

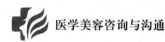

和右高左低(国际惯例)。

主席台座次说明:中国惯例以左为尊,即左为上,右为下。当领导人数为奇数时,1号首长居中,2号首长排在1号首长左边,3号首长排右边,其他依次排列。若有7位领导同志,从台下(面对面)的角度看,是"7,5,3,1,2,4,6"的顺序;从台上(面向同一方向)的角度看,是"6,4,2,1,3,5,7"的顺序。当领导人数为偶数时,1号首长、2号首长同时居中,2号首长排在1号首长左边,3号首长排右边,其他依次排列。从台下的角度看,是"7,5,3,1,2,4,6,8"的顺序;从台上的角度看,是"8,6,4,2,1,3,5,7"的顺序。会议座次具体见图7-6。

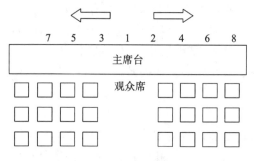

图7-6 会议座次

4. 行进位次 在多人并排行进时,中央高于两侧,对于纵向来讲,前方高于后方;两人横向行进,内侧高于外侧。在引领客人时,客人在右,陪同人员在左。在引领客人行进时,与客人的距离别太远,也别离太近,标准化位置是左前方1~1.5 m处,也就是一步之遥。与客人同乘电梯时,应该先进后出。

5. 医学美容咨询座位 在咨询室为客户进行医学美容咨询时,一般采用近角座位或近距离面对面座位,客户一般位于咨询师左手侧,具体见图7-7。这样的位置关系较有利于沟通与交流。

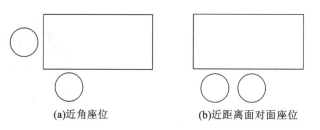

(a)近角座位   (b)近距离面对面座位

图7-7 近角座位和近距离面对面座位

(陈 萍)

第三节 人际沟通的空间环境

随着美容行业的发展和人民生活水平的提高,人们对美容的要求不再是单纯的清洁,而是通过养护和化妆美化形象,人们对医美的需求越来越强烈,因此医美者和来访者之间的沟通就变得尤为重要。沟通的环境就成为首先要考虑的问题。

一、空间环境的色彩搭配

不同色彩会使人产生不同的感受,强烈的色彩容易造成视觉疲劳、亢奋、心情烦躁等,从而影响来访者的体验过程。一般咨询室色彩应安定、温暖,可以选择能使人心情平静、给人温馨感的浅粉色、浅绿色、浅蓝色、浅米色等颜色,避免使用过分刺激的颜色,如大红色、大紫色、金黄色等。

白色让人感觉光明、单纯;淡绿色让人感觉安全、活力;淡蓝色让人感觉和谐、平静;黄色让人感觉温暖。可以利用色彩来影响顾客的空间印象,还可以将其运用在对不同季节感觉的调节上。

二、空间环境的灯光设计

空间环境的灯光设计要舒适优雅,整体照明选择基本照明即可。避免强烈的光线照射,应以粉红色或淡黄色白炽灯为主,使光线柔和、温馨,增加来访者的安全感、信任感。

三、空间环境的音乐设置

音乐对人的情绪影响较大,通过音乐可以让来访者在一个轻松、舒适的环境中充分放松身心,调整精神状态,从而使心情平静,因此对选放音乐要严格把控。

日常可以放一些轻松柔和、曲调优美的乐曲,避免喧闹的音乐。通过播放音乐,可以让来访者消除紧张情绪,减轻身心压力,从而以最好的状态进行咨询。

在咨询过程中,还可以播放一些专题视频,让顾客更加直观了解项目的内容。

四、空间环境的物品摆设

空间环境的物品摆设布局要合理、有序。

有序的物品摆放可以让人心情舒畅。咨询室的布置应以简洁、温馨、舒适、安全为主,以使来访者身心放松、注意力集中为原则。

(1) 整体氛围要宁静,不应布置分散来访者注意力的物品。

(2) 咨询室的采光要好,不要让室内过于灰暗。

(3) 在一些位置可以放上盆栽,绿色植物象征生命力,用作室内点缀,使环境充满生机。

(4) 在适当的位置可以放一些和主题性项目相关的资料、宣传单等。对于主推项目资料、物品可以通过照明、色彩、形状、装饰来集中陈列,同时利用各种元素如色彩、饰品等进行协调搭配。

(张红梅)

第四节 微笑在服务沟通中的作用

人与人之间的关系中最为具体的是沟通,在交流与沟通中非语言系统起着主导作用。微笑是沟通中不可缺少的重要组成部分,在医患沟通过程中非常重要。本章将对微笑所带来一些好的影响加以论述。

一、微笑帮你缔造和谐的职场人际关系

微笑是宝贵的无形资产,帮你缔造和谐的职场人际关系。正如戴尔·卡耐基所说的,微笑,它不花费什么,但却创造了许多成果。它是一刹那间的产生,却给人留下永恒的回忆。微笑是在缔造和谐的职场人际关系中最富吸引力、最令人愉悦、也最有价值的面部表情。它可以与语言动作相互配合,起互补作用,它不仅表达了人际交往中友善、诚信、谦恭、和谐、融洽等最美好的感情因素,而且反映出交往人的自信、涵养,和睦的人际关系及健康的心理。因此,微笑在社交、生活、工作中都有非常深刻的内涵,如表达善意、友好。它能有效地缩短交流双方的距离,给对方留下美好的心理感受,从而形成融洽的交往氛围。微笑着接受批评,显示你承认错误但不诚惶诚恐;微笑着接受荣誉,说明你充满喜悦但不骄傲自满;遇见领导、老师献一个微笑,表达了你的尊敬但无意讨好;微笑着面对困难,镇定、从容、自信地接受挑战,用百倍的勇气来应付一切的不幸,说明你经得住考验和磨炼,你有战胜困难的勇气和信心。如果你面对一个板着脸、不苟言笑的人,就算对方是你熟悉的人,你也会觉得交流的气氛不是很融洽,导致交流的欲望和兴趣大打折扣;而如果一个本不是很熟悉的朋友对你微微一笑,你会立马感觉到真诚友好,从而使双方的关系逐渐向更好的方向发展。

密歇根大学的心理学家詹姆士·麦克耐尔教授认为:有笑容的人在管理、教育、推销上会取得较好的效果。一个纽约大百货公司的人事经理说,他宁愿雇佣一名有可爱笑容没有念完中学的女孩,而不愿雇佣一个摆着扑克面孔的哲学博士。世界著名的酒店管理集团,如喜来登、假日等都有一条共同的经验——微笑。微笑是文明经商的重要内容,是市场中不可缺少的魅力,是事业成功的重要法宝,是服务行业的特殊需求和基本要求。如果社会服务行业不重视微笑的巨大作用,往往会碰壁。温和含蓄的微笑不仅是社交的手段,而且体现一个人的人生价值观。

我国有句俗语叫"和气生财",是说成就一番事业需要天时、地利、人和,而天时不如地利,地利不如人和。微笑最易营造人和的氛围。微笑对于自身最大的好处是可以在为自己营造良好人际关系的同时,促进个人的身心健康。常常微笑的人,往往会给自己一种心理暗示并产生积极的反馈。

二、微笑帮你拉进与客户的距离

微笑是人心境、心态的外显,可以帮你拉进与客户的距离。它是人的一种表情,是一个人内心真诚的外露;它具有难以估量的社会价值,可以创造难以估量的财富;它是一种爱的表现,可以拉近与顾客的距离,也可以消除人与人之间的隔阂,更容易使营销人员与顾客达到沟通的目的,从而使顾客盈门,生意兴隆。英国的企业家洛特·福特说:我们投下了大量的训练资金,希望员工能以工作为荣,能对顾客微笑,殷勤大方。员工是否拥有这些能力,直接决定了服务质量的高低,而且也是顾客是否再上门的关键所在。因此要强化"微笑营销"的服务理念。为了提高营销人员微笑服务的主动性和自觉性,企业应该开展培训活动,使营销人员认识到微笑是卓有成效地进行市场营销活动的前提,同时意识到微笑与客户数量有直接关系。

在市场经济的大潮中,塑造企业形象已成为企业管理的目的和竞争的必要手段,而服务态度又是塑造企业形象的一个重要方面。微笑是服务和心灵沟通的一座桥梁,它无形中塑造了企业的整体形象。戴尔·卡耐基说:我所说的微笑,是一种真正的微笑,一种令人温暖的微笑,一种发自内心的微笑,这种微笑才能在市场上卖个好价钱。只有用真诚、有礼貌的服务,

使顾客心满意足,才能赢得"回头客"。服务员真诚的微笑,使顾客从心理上得到满足,他们在受到真诚恰当的礼遇后,会在一定场合进行宣传,从而达到提升企业知名度和美誉度的目的。微笑同时也反映出一个人的美好心灵和高尚职业情操。

微笑能缩短彼此的距离,使人与人之间充满信任与感激。它可以反映出个人良好的修养和挚诚的胸怀。笑出于心,方见真诚,微笑要发自内心,发自肺腑,无任何做作之态,不是虚假的笑。只有笑得真诚,才显得亲切自然,顾客才感到轻松愉快。

三、微笑帮你快乐工作

在工作中,微笑是自信的象征,有着丰富的内涵。有的人在遇到困难时,也仍然能够微笑。这种微笑充满着自信和力量,就像有一种超凡的魔力,它像阳光一样,可以驱散阴云,把许多人的沮丧、阴郁、恐惧、苦恼的情绪一扫而光,有利于困难的解决。

微笑,是无声的语言,是不良心理的一剂解药。对于受到疾病折磨而痛苦不堪的患者,医者应保持同情、关爱的心态并流露出温馨的微笑。在对疾病进行诊断治疗时,医者会因意识到自己肩负着崇高的社会职责,掌握着医疗技术而流露出自信的、坚定的微笑,从而鼓励患者在疾病痛苦面前坚强起来,并与医者积极配合。而对在医疗过程中,患者通过主动配合治疗和护理,身体迅速康复时,医者会流露出赞许鼓励的微笑。医疗服务中的微笑完全源于医者健康积极的心态,源于医者的社会责任和对价值的追求。医疗服务中医者的微笑不仅是医者仁爱之心的自然流露,也是医者崇高价值追求的鲜明展现,更是医者在医疗过程中发挥作用的重要手段。

著名连锁店沃尔玛的创始人沃尔顿就坚持这样一个信条——顾客需要微笑,他时时刻刻提醒员工,对处于十步以内的任何顾客保持微笑,为顾客提供最好的服务。因为微笑创造效益。微笑是一种简单的表情,是性格成熟的表现,能改变情绪、气氛,消除紧张和压力。善于微笑的人通常是快乐的且有安全感的人。微笑使人们的生活得到鼓舞。

实训项目八　分小组进行模拟"非语言沟通技巧的运用"

1．实训目的

(1) 掌握非语言沟通的方式及技巧。

(2) 能合理利用人际沟通的距离与位置。

(3) 能恰当设置舒适的人际沟通的空间环境。

(4) 能在服务沟通中恰当使用微笑。

2．实训内容

(1) 根据所给设定场景,进行医学美容咨询情景模拟训练。

(2) 根据实际医学美容咨询的过程,请同学自我总结出非语言沟通在沟通中的积极影响因素、不利影响因素分别有哪些。

3．实训组织

(1) 4 人一组,每组成员两两进行角色扮演,其中一名同学扮演求美者,另外一名扮演医学美容咨询工作人员,再进行角色互换,完成医学美容咨询与沟通。

（2）同学们总结非语言沟通在医学美容咨询接待中的积极影响因素和不利影响因素分别有哪些。

（3）讨论：参与者谈谈角色感受，观察的同学谈谈模拟训练的优缺点。

（4）根据医学美容接待的流程和评价标准，对各组的表现进行评价。

4. 评价标准

（1）完成医学美容咨询服务的基本任务。

（2）能运用适当的非语言沟通技巧进行沟通。

（3）对角色扮演的建议有效合理。

5. 实训记录　通过利用非语言沟通技巧模拟与训练医学美容咨询服务，自己的体会是什么？

（冯安贵）

第八章　医学美容会谈与咨询沟通

第一节　医学美容会谈的种类与程序

一、会谈的种类

会谈一般可以分为三种方式，分别为标准化会谈、非标准化会谈和半标准化会谈。

1. 标准化会谈　又称结构式会谈或控制式会谈。该方式的基本特点是具有明确的目的性，根据各类心理咨询所要了解的主要问题，事先规定会谈内容，设计好对当事人要提的问题以及确定每个问题所要达到的目的。其程序通常是首先拟定会谈提纲、谈话指南等文件，其次向当事人依次提出问题，让其按要求做出回答。

美容心理诊断的一个重要目的就是排除有关心理障碍，特别是体像障碍。采用这种方式进行会谈优点很多，如控制性强、针对性明确、重点突出、节约时间，且较容易掌握及操作等。特别是在美容医生不可能有较为丰富的心理学知识的情况下，便于应用。根据医学美容的实践，可采用下述的谈话指南（表8-1）。

表 8-1　美容心理诊断谈话指南

内　容	问　题	目　的
背景	你喜欢打扮吗？	了解求美的背景
动机	你为什么要做美容手术？	了解内在与外在动机
期望	你想达到何种效果？	了解期望值的高低
审美观	你认为什么是美？	了解审美观念
容貌自我评价	你觉得你长得怎样？	了解自我体像
情绪与容貌	你为容貌烦恼吗？	了解缺陷的影响
人际关系	你喜欢与他人交往吗？	了解容貌对行为的影响

2. 非标准化会谈　又称非结构式会谈或无控制式会谈。该方式的基本特点是不进行事先结构化的问诊设计，而是以自由开放的会谈方式进行。需要操作者具有娴熟的技巧，如倾听技巧、非言语技巧、观察技巧等。其优点是容易使访谈者和对方形成心理相容，取得对方的积极配合，并在无拘束的、轻松自如的自由会谈中无戒备地表达自己的真实感受，从而获得更为真实的资料。没有程序化的设计并不是说没有目的地随意会谈，而是目的更为隐蔽。它需要了解的主要问题与前一种相同。因此，此方法更难以掌握。非标准化会谈的基本原则如下。

原则1：对当事人及谈话内容表示积极的关注，不能漫不经心、东张西望。

原则2：不随意打断。

原则3：不妄加评判。

原则4：积极反馈。

倾听者的表达方式有言语的，也有非言语的。言语技巧包括提问的技巧、鼓励的技巧、简单重复对方的谈话内容、表明自己的见解、情感反应等，非言语技巧包括点头、手势、微笑、目光接触、身体动作等。

3. 半标准化会谈 又称半结构式会谈或半控制式会谈。这种方法是介于标准化会谈与非标准化会谈之间的一种方式。其特点是既有事先拟定的会谈提纲，但又不拘泥于谈话的固定方式和程序，而是根据每一位当事人的具体情况，提出相应的问题。这是最适合医学美容接待的方法。

半标准化会谈中的问题通常包括两类。

（1）开放式问题：讨论这类问题被一些治疗者认为是最有用的倾听技巧之一，常用包括"什么""怎么""为什么"等词在内的语句发问。让来访者对有关的问题、事件给予较为详细的反应，而不是仅以"是"或"不是"等几个简单的词来回答。开放式问题能使对方讲出更多的相关情况、想法、情绪等。

（2）封闭式问题：这类问题的特征是以"是"或"不是"，"有"或"没有"，"对"或"不对"，"好"或"不好"等一两个字给予回答。应适当运用这类问题，因为没有人在谈话中愿意处于被动回答的地位。

二、医学美容会谈的具体目的

相对于临床医学的其他科室，医学美容会谈具有更多的目的，主要如下。

1. 了解求美者的人格特点 由于医学美容的特殊目的，对求美者人格的把握显得十分重要。而在短时间内对求美者人格特点的了解，只能通过对话的方式。咨询师可以利用有关提问，了解求美者的人格。

2. 了解求美者的需要与动机 通过会谈，深入了解求美者的需要与动机，对选择合适的适应证，达到预期的手术效果十分重要。求美者的求美行为，往往均有深刻的心理学背景，没有了解深层的心理因素，就有可能达不到求美者的要求，甚至会产生医疗纠纷。

3. 进行审美沟通 由于审美并没有一个固定的客观的标准，医生的审美观与求美者并不一定一致，这就要求在手术前尽可能地进行审美观的沟通。在审美观达不成一致的情况下，要么暂缓手术，要么在不违反原则的基础上，听从求美者的需要。

4. 排除心理疾病 通过会谈排除有严重心理问题的求美者，是医学美容会谈的一个重要任务。咨询师或美容医生，应该具有一定的医学心理学知识，能够通过会谈，鉴别常见的、严重的心理障碍。

5. 消除求美者的顾虑 由于医学美容的特殊性，针对医学美容伤害的顾虑特别突出，几乎所有问题的焦点均是医学美容技术对人体的伤害。使用恰当的语言进行解释与说明，是医学美容会谈的重要任务。

6. 开展心理疏导 对于求美者手术前后的心理疏导工作是医学美容工作中的重要程序，特别是一些有心理问题的求美者，或者手术效果不很满意的求美者，心理疏导会谈就更不可缺少。

三、医学美容会谈的程序

一次正式的医学美容专业性交谈,其完整过程大致可分为以下四个阶段。

1. 准备阶段 本阶段咨询师或美容医生的主要任务是做好心理上、物质上、环境上的准备,具体内容如下。

(1)明确交谈的目的,即为什么要进行交谈、要完成的任务是什么,以及明确交谈所需要的时间。

(2)获取有关求美者的信息,包括查询求美者电话咨询的记录,了解其过去的有关医疗资料,这有利于咨询师或美容医生建立自信心。

(3)列出可能出现的问题,预先考虑对策。但要注意避免有先入为主的观念或对交谈的结果抱有不切实际的期望。

(4)必要时向其他医护人员了解与求美者有关的情况或请教有效沟通的技巧,使交谈更有把握。

(5)写下几个准备提出的问题,以便集中话题,达到交谈的目的。

(6)选择交谈的时间、地点和环境。时间恰当,从而避免检查或治疗的干扰;地点、环境合适,从而保护求美者隐私,避免分散其注意力。

2. 开始阶段 咨询师或美容医生与求美者开始交谈时应注意提供支持性气氛。求美者进入时起座,建立起信任和理解的气氛以减轻求美者焦虑,有利于求美者思想情感的自然表达。

举例如下。

(1)有礼貌地称呼对方。

(2)向求美者说明本次交谈的目的和大约所需时间。

(3)在交谈过程中,鼓励求美者随时提问和提出需要加深理解的问题。

(4)保持合适的距离、姿势、仪态及眼神接触。

交谈可以从问候性、赞美性内容开始,如"今天您感觉怎么样?""你今天气色不错!"等。当求美者感到自然放松时便可转入正题。如果是与求美者第一次交谈(如收集资料、进行护理评估等),还应做自我介绍。总之,交谈开始阶段应努力给求美者以良好的"首次印象",这对于交谈的成功是十分重要的。

3. 展开阶段 此时的交谈主要涉及容貌美学、手术、心理问题等实质性内容。咨询人员要更多地运用各种沟通技巧,例如提出问题、询问情况、进行解释等,以互通信息,或者解决求美者的问题,达到治疗性目的。这里要强调的是在此阶段,咨询师或美容医生一方面要按原定目标引导谈话围绕主题进行,同时要尽可能创造和维持融洽气氛,使求美者无顾忌地说出真实想法。交谈中针对新发现的问题而调整或改变原定主题的情况,也是常有的和必要的。

4. 结束阶段 本阶段的主要任务是为终止交谈做一些必要的安排。例如,用看手表的方式提醒对方交谈已接近尾声,应抓紧讨论剩下的问题;对交谈内容、效果做简要的评价小结;必要时约定下次交谈的目标、内容、时间和地点等。正式专业性交谈(特别是治疗性交谈)要有记录。一般是在交谈结束后补做记录。如果需要在交谈中边谈边记,则应向求美者做必要的解释,以免引起求美者不必要的紧张和顾虑。记录时要注意保护求美者的隐私(表8-2)。

表 8-2　美容咨询会谈记录表格

一般资料	姓名：	性别：	年龄：	电话：
求美主诉				
审美需要				
容貌分析				
心理评价				
结果				
回访记录				

这里所介绍的医学美容专业性会谈的过程,是指一次正式交谈的完整过程,非正式交谈的目的和过程则简单得多,随机性较大,往往没有明确的分段。例如,一次用药指导交谈,可能只有几句话或很简单的问答;一次小手术的术前指导交谈,内容也会很简单,不必拘泥于四段划分。

(李凌霄)

第二节　医学美容咨询沟通的基本技术

咨询作为医学美容咨询师为求美者提供服务的一种重要手段,其成功的因素,除了医学美容咨询师与求美者之间建立良好的沟通关系以外,还取决于恰当地运用各种咨询技术。而咨询技术与沟通关系向来是密不可分的,由于医学美容咨询是一项目的性较强的沟通行为,所以在促进沟通关系良性发展的基础上,能合理地运用咨询技术是使咨询顺利开展并获得成功的重要条件。因此,在学习和运用不同咨询技术的同时应避免只重技术,只有将沟通技术和咨询技术有机地融合起来,才能有效地发挥咨询技术的作用。本节中所介绍的医学美容咨询沟通基本技术有倾听与理解、回应、提问及其他重要的沟通技巧及原则。

一、倾听与理解

1. 建立理解基础　高质量的倾听行为要建立在理解的基础之上。理解是一个倾听者与倾诉者相互协调的过程性行为,有了理解的基础,才能保证咨询中的每一段对话内容都能被双方所理解。建立理解的基础是医学美容咨询师和求美者所要经历的一个微观历程。这一历程是可以被觉察的。例如,医学美容咨询师能感受求美者的焦虑、恐惧或困惑,仿佛就是自己的体验。当求美者的世界清晰地展现在医学美容咨询师面前时,他需要让求美者明确地知道他的理解,甚至还能说出求美者在自己经验中意识不到的意义。当这样的理解基础被建立起来时,双方的信任感也会随之产生。

2. 倾听　医学美容咨询师高度专注地接受求美者在谈话时候发出的全部信息,这其中往往包含了语言和非语言的要素。例如,除了听取求美者讲话内容之外,还包括有意义语音语调、面部表情、姿势及眼神等,这些要素组成了一个完整的表达信息。通常,倾听过程中求美者作为倾诉者,会按照自己的思路决定沟通过程的内容。医学美容咨询师虽然只是一名倾听者,但其不同的回应方式会影响整个谈话过程的走向及结果。

在不同的咨询理念影响下,不同的医学美容咨询师在选择倾听的重点上会有所不同,而不同的倾听重点选择所带来的咨询结果也会有很大差别。在这里,值得被我们探讨的是倾听中的共性部分,例如,一般的咨询所认为的倾听,不但要理解求美者表层意思,同时,还能梳理出求美者表达背后的核心线索。不过,在医学美容咨询中还需要特别注意的是:①虽然在医学美容咨询中大家普遍认为倾听是非常重要的基本技术,医学美容咨询师也会耐心听求美者的诉说,但是对求美者来说,过多诉说会有宣泄其负面情绪的作用,而此时医学美容咨询师需要在这个过程中适时引导求美者做一些积极性的思考与表达。②医学美容咨询师在倾听过程中会觉察出求美者没有考虑到的一些积极性的角度,他需要梳理出正能量部分的内容反馈给求美者,医学美容咨询师这样做的意义是可以更大程度地激发求美者通过变美改变自己的积极动力。

除此之外,医学美容咨询师在倾听过程中需要做到如下几个方面。

(1) 与对方保持一个适当的距离。

(2) 保持放松、舒适的姿态。

(3) 身体可适当向前微微倾斜。

(4) 避免一些分散注意力的行为。

(5) 重视求美者通过非语言传递的信息。

(6) 不要随意打断对方诉说。

二、回应

1. 一般化 当求美者向你诉说问题时,医学美容咨询师可以用一般化技术来回应面临困境及有不良情绪的求美者,通过一般化回应来告诉他这是多数人都会面对的一种情况,也是一种常态性的问题。现举例如下。

求美者:"我的皮肤问题感觉好严重,怎么办?"

咨询师:"你不用担心,像你这样的皮肤问题我们很常见,只要及时治疗,基本都能痊愈。"

一般化技术的使用能让求美者意识到,其所遇到的困境并不是很特殊,是很多人都遇到过的,这样能让其减缓焦虑,提升改变自己的信心。让困境中的求美者能将困扰看作是生命中预期的挑战,让他们觉得自己并不特殊,促使求美者对自己的问题产生"去病理化"的思维。

2. 核实 医学美容咨询师在倾听过程中,为了校准自己与求美者的理解是否一致所使用的技术。在咨询过程中,核实是反应机制中的一种方式。通过核实,求美者也可以感受到咨询师在理解自己表达的内容。具体方法如下。

(1) 重复对方的原话。

求美者:"最近也不知怎么了,我越来越在乎别人对我的看法。"

咨询师:"你是说你最近越来越在乎别人对你的看法,是吗?"

(2) 通过转化词语来核实对方的意思。

求美者:"我目前这样的状态,真的难以想象如何去面对我的家人,我希望自己可以有所改观。"

咨询师:"你对你目前的状态不满意,你希望可以以更好的状态面对你的家人,是吗?"

值得注意的是,医学美容咨询师与求美者在核实的过程中,不应过多地加入自己的主观猜测,否则适得其反。

3. 提炼内涵 针对求美者所表达的重点进行概括,能让求美者感觉到医学美容咨询师在深入地理解其所表达意思。与核实不同,提炼内涵不会打断求美者的思路而进行归纳整理。此方法可以简化和澄清求美者的语言内容,并可以反馈求美者语言中的本质内涵。心理学人本主义大师卡尔·罗杰斯认为咨询师需有一种能进入当事人的主观世界并深入地理解其感受的能力。事实上,提炼内涵就是一种打开求美者主观世界的"钥匙"。与一般化和核实技术不同的是,提炼内涵需要使用较少的语句去展现他们对求美者深入的理解,往往只有经验丰富的医学美容咨询师才可以运用自如。

三、提问

1. 含义 好的提问是有目的性地收集信息和核实信息的手段,而且可以引导咨询围绕主题展开。所以有人说提问是咨询重要的手段。懂得提问是一个优秀的医学美容咨询师的基本能力。提问的质量决定了整个咨询谈话的走向和质量。

2. 分类 从提问的形式可以将提问分为封闭式提问和开放式提问。

3. 代表性问句

1) 常用的封闭式提问例句

(1) 你的心情我很理解,但是变美需要一个循序渐进的过程,那么接下来你更想先从鼻子还是从脸型开始聊?(一个好的封闭式提问可以把握谈话的节奏和走向。虽然整个咨询过程我们是以求美者为中心,但是医学美容咨询师要对整个咨询过程有明确的设计和主导性的把握。)

(2) 你有冠心病病史吗?(封闭式提问中往往设置有预设性内容,可直接获取求美者精准信息。)

(3) 对于这三种方式你比较容易接受哪一种?(对于求美者比较模糊的答案,直接给予其明确的选择。)

(4) 我们把复诊的时间定明天上午还是下午?(也可以通过封闭式的提问,再一次确认信息。)

(5) 你看我们这样的谈话方式你可以接受吗?(通过询问使求美者获得尊重感。)

2) 常用的开放式提问例句

(1) 今天你过来主要是想改变哪里?你觉得接下来我们再讨论一些什么,会让你觉得不枉此行?对于此项目你还需要了解一些什么?这样对你下定决心会有帮助?(通过以结果为导向的思维,来引导求美者开始朝着正向、未来及解决问题的模式来思考问题。)

(2) 对于美我们每个人都有不同的理解,我想听听你是怎么定义美的?刚才你有提到想变得更加自信,你觉得怎么样才算是更加自信?(对于很多词语我们每个人理解不同,为了增加对求美者个人经验的理解,我们需要围绕"抽象化的词意"去探讨彼此理解的差异,目的是帮助求美者构建更适合的目标。)

(3) 如果你的母亲在这里,她会给你一些什么建议?你家里人谁比较支持你做医学美容手术?支持你的理由是什么?如果你变得不同了,你希望谁先看到?他会怎么评价你?(关系问句是找出求美者的重要社会关系人,并将其运用于求美者的互动人际系统中的一个问句。医学美容咨询师使用关系问句会激发求美者的现实感,启动其外在资源,并能在人际观点互动中,使求美者思考生活情景中自己与别人想要的不同,进而反思如何构建目标和解决问题。)

（4）我知道你从来没有考虑过这个问题，我也能理解你所担忧的情况，我好奇的是假设你所说的担忧不存在了，你有可能的选择是什么？（很多时候求美者不愿意改变，很大程度上是受限制于当下，这会使其看不到改变以后的情景，因此预设性问句可以和求美者探讨"不可能背后的可能是什么"。）

（5）你觉得我们现在优先做一些什么改变，可以朝你想要的方向发展？（当求美者深层需求已被激发时，接下去就要围绕求美者重视的具体目标去协商本次咨询的医学美容技术方案。）

值得注意的是，求美者回答开放式问句并不容易，每一个好的问句对求美者都会是一次启发及反思。因此，医学美容咨询师对于每一个开放式问句的设计和提问都需极其慎重。同时，作为医学美容咨询师更应该明白，每一个问句的背后都应有其深刻的哲理作支撑。当然，如果医学美容咨询师想要自如地使用开放式问句的技术，除了需要参透每一类问句背后的哲理外，还需要保持未知、好奇及欣赏的咨询心态。

四、其他重要的沟通技巧与原则

1. 沉默——咨询氛围 在咨询中恰当地运用沉默，也是一种很有效的沟通技术。沉默不仅仅可以表示接受、关注和同情，更重要的是，它还可以创造一个良好的咨询氛围。

一个好的咨询氛围应该是开放互动的，咨询师和求美者能彼此启发。例如，欣赏国画，刚开始我们往往先注意到的是国画中的笔触和用笔的技巧，到后来我们才会去看国画中的留白、创造的意境。也就是说，一场好的咨询不应该只关注谈话的内容和形式，更应该注意"无声的氛围"；一个好的医学美容咨询师应该会合理地使用沉默技术创造良好的咨询氛围。

2. 自我暴露——建立信任 自我暴露是指告诉另一个人关于自己的信息，真诚地与他人分享自己的感受和经历的过程。自我暴露是医学美容咨询师必需的一项十分重要的咨询技术。在咨询过程中，医学美容咨询师有意识地使用自我暴露，可使咨询收到较好的效果。

通常，初次接受医学美容咨询的求美者自我防御意识相对较强，不太容易自我暴露，咨询师对他来说是一个陌生人，尤其对于性格内向的求美者，让其在陌生人面前表达自我的需求是有一定困难的。在医学美容咨询中自我暴露的技术是比较容易掌握的一种技术。一方面，在咨询过程中医学美容咨询师讲出自我的经历和体会，能让求美者鼓起勇气去表达自己的需求；另一方面，医学美容咨询师在咨询过程中把自己的有关信息告诉求美者的过程可促进求美者的自我暴露，从而能营造一种共情和信任的氛围。咨询师自我暴露的具体形式如下。

（1）向求美者表达自己在咨询过程中对求美者言行与问题的感受。

（2）与求美者分享自己过去求美的经历。

（3）告诉求美者自己的个人信息。

3. 赋能技术——引导求美者自我肯定 询问求美者一些微小的、容易被忽视的行为及动力是从何而来，特别关注求美者面对困扰时所采取的措施。赋能技术能在理解求美者感受的同时，激发求美者自身的潜能及使其肯定已经获得的成功经历，并且开始关注为了求美而做过的一些有效的尝试。赋能技术能引导求美者感知自我面对挫折时的种种优势，引导求美者对自我的肯定。实施赋能技术的例句如下。

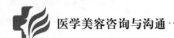

（1）你之前是如何面对这样的困境的？

（2）我很好奇，是什么让你下定决心来找我们？

（3）是什么力量让你支撑到现在？

（4）为了解决这个问题，你之前做过哪些尝试？

（曹　晨）

第三篇

医学美容咨询服务

第九章　医学美容咨询服务概述

第一节　医学美容咨询服务的内容

一、医学美容咨询服务的含义

医学美容咨询服务是医学美容服务的重要组成部分,主要是指医学美容专业人员与求美者之间的有效沟通。本书为医学美容咨询所下的定义如下:以医学美容、心理学、人体美学等专业知识为基础,运用容貌和心理分析、预方案设计等专业技能,为求美者或损容性疾病患者提供医学美容咨询建议,并协助医生完成术前与术后交流沟通的医学美容实践的重要内容。该定义明确了医学美容咨询服务的核心任务,此外,还有围绕该核心任务的有关健康、美容等问题的咨询服务。

一般而言,医学美容咨询是指在医学美容诊疗机构(诊所或医院)的诊疗过程中由医生、护士、医学美容咨询师对求美者的问题、需求以及相关诊疗程序、围诊疗期处理等内容提供相应的信息、进行相应的答复或提出系统的建议、方案。通常医生更注重于解答诊疗内容技术方面的问题,全面评估治疗效果及其安全性;护士则侧重对相关辅助治疗层面的问题予以解答;而医学美容咨询师则是针对求美者的需求、预期的合理性予以初步评估,然后进一步将这些综合信息提供给医生作为参考,并在围诊疗期处理的过程中为求美者提供相关咨询。

二、医学美容咨询服务的具体内容

医学美容咨询服务的具体内容包括了接待咨询、需求评估、预设方案建议、门诊预约、后续咨询服务、信息管理及客户开发。

1. 接待咨询　通过接待咨询(电话咨询、网络咨询、前台咨询及现场前置咨询等),了解需求,并向求美者介绍服务项目,采集咨询信息。

2. 需求评估　通过对求美者进行初步心理判断和审美评估,提出合理的可行性建议,或推荐医生进行专业咨询。

3. 预设方案建议　提出初步分析意见,在医生指导下为求美者设计医学美容预设方案,并对其进行心理干预与告知。

4. 门诊预约　结合求美者的需求与医生的特长,为求美者推荐医生,并协助门诊预约。

5. 后续咨询服务、信息管理和客户开发　通过回访的形式为治疗后的求美者提供相应的护理常识、康复指导和心理疏导。建立和维护求美者信息库,通常我们将其简称为客情维护,并开展本机构医学美容技术、设备和产品的合理营销。后续咨询服务属于更高级别的咨询工作,因为后期的客户开发对医学美容机构的可持续发展有着重要的推动作用。

三、医学美容咨询服务的类型

医学美容咨询服务岗位一般包括电话咨询、网络咨询、前台咨询及现场前置咨询。电话咨询、网络咨询是远程咨询,属于医学美容咨询的初步阶段;前台咨询通常为面对面的一般性程序咨询;而现场前置咨询则常为一对一的更详细的咨询与指导。

(一)根据医学美容咨询环节分类

根据医学美容咨询环节进程,我们通常将医学美容咨询服务分为一般性医学美容咨询、医学美容预案咨询、围诊疗期咨询三类。

1. 一般性医学美容咨询 包括与医学美容相关的项目、适应证、禁忌证、诊疗程序、并发症、注意事项等内容。咨询对象可以是求美者,但不一定都是以医学美容手术为目的。一般性医学美容咨询可使求美者了解相关医学美容项目的基本情况,以进一步确定自己的需求及判断是否进行下一步诊疗程序。一般性医学美容咨询过程主要是应答性咨询,更多的是开发式的提问,如:"您想了解什么项目?""有没有到其他地方咨询过?""您是怎么了解到我们医院的?"一般性医学美容咨询通常出现在电话咨询、网络咨询、前台咨询和现场前置咨询等阶段,由咨询师完成。

2. 医学美容预案咨询 由医学美容咨询师在一般性医学美容咨询的基础上通过需求分析、心理分析、医学美学分析及身体状况评估,在医生的指导下为求美者的需求做出医学美容预案设计。咨询师在设计预案时要注意发掘求美者的潜在需求,求美者有些需求是隐性的,咨询师必须要有辨别的能力。要辨别哪些需求是可以马上满足,哪些需求是隐藏的、是可以继续开发的。这种预案设计的结果通常符合医学美学的理想设计或理论设计,以及符合生物、生理适应的基本条件。咨询师还必须具备心理分析的能力,对一些心理状况评估不达标的求美者,是不能为其做医学美容手术的。这些系统评估和预案设计建议会作为诊疗建议提交给求美者参考。医学美容预案设计是医学美容咨询的高级阶段,是程序性的逻辑关系推理咨询,这一过程由现场咨询师完成。医学美容咨询师在做预案时要根据求美者的具体情况、心理需求、经济状况来进行预案设计,要注意分清主次,若是需要多个整形手术的求美者,要根据求美者的身体状况、经济状况等分阶段进行方案设计,先解决主要问题,后解决次要问题,帮助求美者制订适合的方案。

3. 围诊疗期咨询 围绕求美者进行医学美容治疗过程中的相关问题进行咨询,主要包括术前和术后注意事项的告知、相关术后伴随症状的初步了解,以及信息沟通、随访及术后康复指导。关于这些信息和咨询内容须随时与医生保持沟通,在获得准确信息后方可作为指导建议转达给求美者。咨询师必须对手术的发生、发展及预后情况做到心中有数,以及掌握减轻求美者术后并发症及痛苦的各种方法,才能自信坚定地给求美者相关建议,才能更好地安抚术后求美者失落、懊悔的情绪,帮助及陪伴求美者度过术后恢复期。

(二)根据医学美容咨询方式分类

根据医学美容咨询方式的不同,我们通常将医学美容咨询服务分为电话咨询服务、网络咨询服务、前台咨询服务、现场前置咨询服务。

1. 电话咨询服务 通过电话这种工具进行信息传输、解释和交流的沟通方式。通常电话咨询是求美者了解医学美容机构的首个窗口,机构是否能够为求美者留下良好的第一印象与咨询人员的专业咨询技能有关。电话咨询可以被认为是远程导医。电话咨询的主要特点是方便、快捷。

2. 网络咨询服务　通过网络平台进行信息传输、解释和交流的一种沟通方式。近些年网络咨询越来越普及,通常通过网页或网络工具(如微信、QQ、微博等)。其特点为私密性强,求美者可以避免面对面咨询的尴尬,从而消除顾虑,敞开心扉,尽可能真实而详细地陈述自己的要求和困惑。

3. 前台咨询服务　求美者到医学美容机构前台与接待人员或咨询师进行面对面的咨询。前台咨询的特点是客流量大、咨询时间短,主要功能为分诊和办理程序性文字工作、登记和收集客户信息。接待前台咨询的求美者,进行咨询登记并提供围诊疗期简明扼要的医学美容咨询服务。了解求美者咨询的主要意向,进行导诊与分流,管理求美者的咨询资料,同时协助求美者预约医生门诊。

4. 现场前置咨询服务　咨询师在咨询室或特定空间对求美者提出的问题、需求及相关诊疗程序、围诊疗期处理等内容的相关信息,进行相应的答复或提出系统的建议、方案。现场前置咨询属于医学美容咨询的高级阶段。其特点为私密性强,咨询内容更为广泛,了解情况更为详细,应答更为专业。通常工作内容如下:接待来现场咨询的求美者,并提供面对面的医学美容咨询服务;提供围诊疗期有效的医学美容咨询、评估信息和建议;为求美者进行容貌分析设计、制订合理的容貌美学预案。协助求美者预约医生门诊,并协助医生做好相关咨询沟通工作。通常现场咨询需要深厚的医学、美学知识背景。

(彭展展)

第二节　医学美容咨询的技能

一、服务客户的能力

好的服务是打开求美者心里防备的重要因素。

服务是无形的,也是无价的。求美者进入一个美容机构,刚开始一定抱有考察心理。他们首先感受到的是服务,只有感受到好的服务而对咨询师及美容机构产生好感,才会有进一步对产品或者项目有了解的想法。市面上同功效的产品及项目非常多,而服务则因人而异,设身处地地为客户着想、为客户服务,能让客户感动,从而成交客户。服务客户没有千篇一律的方法,重点是想客户之所想,做客户之所需。

举例:某医学美容中心咨询师刘某在接待客户李某时,发现李某的丝袜挂丝了,因为在大腿后侧,李某没有发现,咨询师迅速安排人出去买了一双同色丝袜回来,并安排单独房间给李某换。李某知道后非常感动,因为她稍后需要去见一位重要客户,如果不是咨询师发现,她可能就要失礼了。因为这个小小的举动,李某立马办理了一张护肤卡,就为回报这样一份服务客户的真心。

总结:这个看似毫不起眼的动作背后,是一颗为客户服务的心。服务不分大小,你给的刚好是客户期望的,叫服务达标;你给的超出了客户期望的,叫服务满意。在产品和项目之外,可提供额外的贴心服务给客户。咨询师能提供给求美者的项目是有限的,但能提供给求美者的服务却是无限和无价的，一个优秀的咨询师一定能将服务做到让客户感动。

二、设计问题的能力

可通过设计问题挖掘求美者的需求。

举例：曾某想做个双眼皮，已经咨询过好几个地方了，感觉每个地方的做法都差不多，但是价格又相差比较大，现在她来到了某医学美容医院咨询。

她一来就问："你们这里做双眼皮多少钱？"

咨询师就问她："美女，你是单纯地想拉一个双眼皮，还是想做某种感觉的双眼皮？我给你看下图片，你再决定下。这种双眼皮做出来给人的感觉是比较可爱清纯的，这种就是比较成熟妩媚点的，这种是比较欧式的。"

曾某回答："我想做一个显得比较可爱的双眼皮。"

从上面这个案例可以看出，求美者曾某已经钻入了价格的牛角尖里，如果咨询师只是单纯地回答她的问题，告诉她价格；如果价格高，求美者就走了，价格低，求美者还会有无数个问题抛出来让咨询师解答，所以，这个时候就要学会设计问题，化被动为主动。案例中，咨询师一个问题就扭转了局势，求美者就变成被动者。

实际运用中还有关于求美者对价格的接受程度。设计问题如："好的，美女，我们刚刚就您的想法已经达成了一个基本共识，您也对我们的项目有了充分了解，那么我想了解下，你预计花多少钱来达成您的想法呢？"时机合适时，先问价格者先把握主动权。

总结：咨询师要设计问题，求美者只需要回答"是"或者"不是"，最后落到你设计好的环节里。像"美女，你看今天是微信付款还是支付宝呢？""美女，你是单纯想祛斑还是祛斑和亮肤一起呢？""美女，你是愿意选择价格实惠、恢复期略长一点的，还是愿意选择价格稍微高一点、恢复期短些的做法呢？"等，让求美者只有选择回答的余地。尽量规避问开放型问题。

三、专业讲解的能力

学会用通俗的语言讲解专业的知识，让求美者理解并认同。

咨询师本身要具备非常多的专业知识，由于求美者通常对此知之甚少，那么就要求咨询师能够根据求美者的具体情况简化专业知识，用通俗易懂的例子来讲解，从而和求美者达成一致，让求美者认可咨询师的专业性。这里有一个公式给大家参考，即咨询师的语言＝80％求美者听得懂的语言＋20％专业术语，这个公示最能够让求美者觉得咨询师专业而又接地气。

举例：关于表皮斑、真皮斑，求美者不会管是哪里的斑，反正都做干净了就行。这个时候我们需要告诉她（他）表皮斑和真皮斑的难度系数是完全不一样的。我们可以用三张白纸来演示，选一张白纸，点一小点墨水在纸上，代表表皮斑；再选一张白纸点一大点墨水，上面盖上一张白纸，让墨水浸润上来，浸润上来的面积和第一张白纸墨水面积一样，咨询师再让求美者看看底下那张纸的墨水面积，发现远远大过第一张很多倍了。用这样的案例告诉求美者；对于真皮斑，肉眼看着好像就那么一点，而实际上皮下看不见的色素才是真正需要管理的。这样可在无形中告诉求美者难度系数不一样，同时价格也会有区别。

现实中常见的东西都可以作为我们讲解专业的举例，这样可让求美者更加明白。例如，用坐飞机、坐高铁、坐火车和走路代表产品的不同技术造成的不同吸收速度等。

四、沟通销售的能力

精准有效地解答客户疑虑，适当地使用销售技巧，成交。

客户感到疑虑的时候,咨询师一定要好好把握其背后的潜台词,及时给予有效回答。

举例:如果求美者了解了项目,询问了价格后,求美者反馈:"我觉得你们这个有点贵。"这个时候求美者的潜台词往往是"我对项目还比较认可,但是我想要优惠",那么此时此刻,咨询师要做的就是再次塑造项目价值,然后适当抛出优惠诱饵,如:"是的,美女,我们项目的价格听起来是贵些的,但刚刚我也给你介绍了我们的项目是怎样做的,优势是……,是市面上其他同类型的项目无法比拟的,我们要的是项目效果达到最佳而不是价格最便宜,是不是?其实您要是上个月来就好了,我们上个月这个项目做活动,有优惠。可惜这个月已经没有了。"当咨询师抛出有可能有优惠的诱饵时,如果求美者真的想做,那么她(他)就会想办法跟你说让你去帮她(他)申请优惠,这时咨询师和主管就要打好配合,使用好压单技巧,这样既满足了客户要优惠的需求,又能成交客户,完美!

五、档案记录的能力

使用求美者档案记录技巧,巧妙运用档案再次成交客户。

当代社会,每一个求美者不止有一个需求,往往有长期求美需求,一次消费项目有限,那么就需要多次铺垫沟通,这个时候,一份好的求美者档案记录就能帮助咨询师快速找到求美者的需求。

举例:咨询师小西,手上有100个客户,其中,A客10人,B客30人,C客20人,沉睡客户40人。小西的沉睡客户激活率是比较高的,原因在于她的客户档案记录除了完成院内要求的外,还有自己电脑上额外的记录,主要内容包括:每次回访时间,回访内容及求美者的回答,客户透露了哪些新信息和需求,通过观察客户的朋友圈了解客户最近在做什么,求美者关注的事等等。所以每一次回访,小西都能准确地和客户聊上一些对方喜欢的话题,得到客户的好感,觉得这个咨询师不一样,不是每次都走流程或者打广告,同时咨询师也能无形中铺垫需求,当铺垫到一定程度,求美者有想法时,第一时间就是找咨询师小西。

总结:用心记录客户的喜好、关注点,使用好档案记录功能,这样就算很久不联系的客户,也能一下子找到沟通点,并获取对方的好感,快速成交客户。

六、软营销的能力

学会使用好朋友圈、公众号推文、案例分享的软营销功能,多次开发,成交客户。

(一)朋友圈营销

1. 如何发好朋友圈

(1)坚持原创。给自己一个定位,每一条朋友圈都带有自己的标签,而不是选择粘贴复制,能让你的朋友圈充满可读性。在这个朋友圈被广告刷屏的时代,带有个性的朋友圈会特别惹人注意。如果作为一位医学美容咨询师,你朋友圈中的某位小伙伴想要做医学美容项目,第一时间就想到你,去翻你的朋友圈了解,然后来找你咨询,那么你的朋友圈营销就成功了,你的个人品牌就建立了。

(2)不要让你的朋友圈成为广告圈,不然你非但不能吸引客户,还会让客户屏蔽你,得不偿失,尤其是不能复制粘贴千篇一律的广告。与其每天复制粘贴十条广告,不如用心编写一条在朋友圈分享。

（3）要常有日常生活的分享，正能量状态的，或者代表你个人特性。如：自己喜欢看书，就可以分享看书中的自我感悟，不一定非得是大道理，但是很有内涵；喜欢早起锻炼，也可以每天打卡分享；美食也可以。让人感觉到你是个积极的、有精神追求的人，而不是发广告的人。一个好的营销人员，一定会经营好自己这个品牌。

（4）朋友圈的营销风格可以依据客户群体来决定，如果普遍是90后，那幽默诙谐最适合。太过正统的广告，其吸引力是很低的。

图9-1是一位优秀跟妆师的朋友圈，感受下她的风格，很美很轻松，有视觉享受，愿意主动去看她的朋友圈。

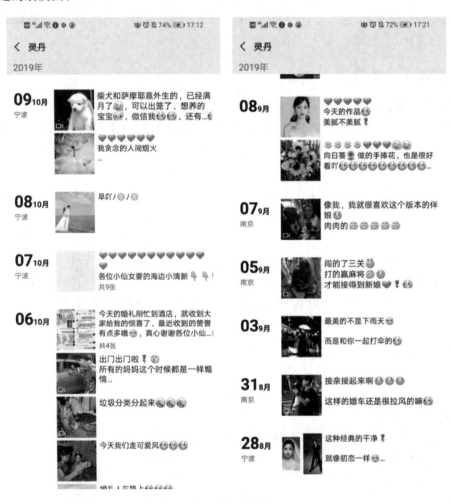

图 9-1　朋友圈截图 1

再来感受下单张（图9-2）。是不是这样不像广告的广告最能让人接受？幽默、有自己的风格、有生活感悟！

2. 发朋友圈时间选择

（1）依据客户群体的作息规律来决定朋友圈的发送时间，要换位思考他们什么时候最清闲、最有时间逛朋友圈。

（2）朋友圈的发送时间一般建议：11:30—12:30；18:00—23:00。这两个时间通常是逛朋友圈的黄金时段，把握好，才能及时将广告打到客户心中。

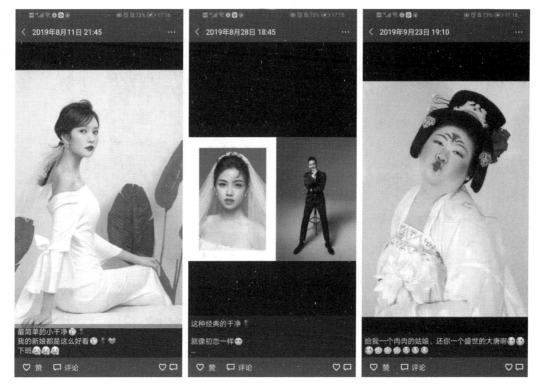

图 9-2　朋友圈截图 2

3. 与客户有朋友圈互动

（1）对自己的客户,要关注她的朋友圈,适当点赞和用心评论是拉近彼此感情的好办法,让客户记住你。切记,不要在别人的朋友圈评论中打广告!

（2）如果客户对你发的朋友圈有评论,一定要用心,用文字回复,不要光用表情,因为使用表情回复就代表结束话题。

（3）可以适当在客户朋友圈请教她擅长的方面,例如,对方是一个很喜欢研究美食的,那么你可以适当请教,如朋友来了可以去哪里找到好吃的地方等,这样的方式可以大大提高自己在客户面前的曝光率。

（二）公众号推文营销

越来越多的公众号内容是使公众受益的知识与广告的组合,分享好的公众号推文是营销的重要方法,可以分享这样的推文到朋友圈,然后编辑出自己的观点,注意了,一定要有自己的观点在前头,不然文章很少会有人点开的。当你定期发送的文章让别人受益的时候,无形中会让别人记住;一旦她遇到护肤问题或者医美问题就会主动想起你。你要相信,一定是你这个人能让人觉得专业、安心,客户才信任你的产品。

（三）案例分享营销

案例分享推荐模板如下。

（1）前后对比图＋顾客情况文字描述。文字描述较为重要的一点是,最好有客户自己的感情表达(图 9-3)。

（2）客户自拍＋与客户聊天截图＋文字描述。文字描述精简幽默一点(图 9-4)。

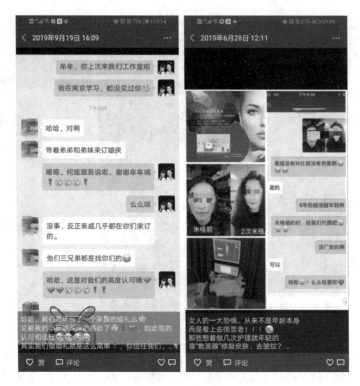

图 9-3　朋友圈截图 3

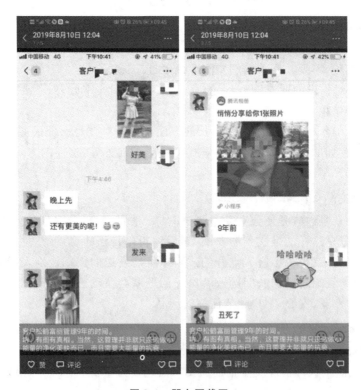

图 9-4　朋友圈截图 4

（易文娟）

第十章　医学美容咨询接待礼仪

第一节　礼仪的概念与意义

随着社会的不断发展和进步,国家也开始重视人们对美好生活的需求,其中人们对个人形象美的追求也越来越高,都希望自己是漂亮的,能获得良好的第一印象。近十年美容行业呈现井喷式发展,行业竞争越来越激烈,为了在竞争中获得优势地位,各医学美容机构都不断地在技术、服务方面大力提升自己,特别是服务质量。对于顾客来说医学美容服务的优劣就代表着美容机构的形象和管理质量,直接影响顾客的满意度。而服务质量其实就是每一个员工的礼仪形象,所以重视对员工礼仪的培训,就可以提升医学美容机构整体形象和塑造医学美容机构品牌,从而提高行业竞争的软实力。本节内容主要是介绍礼仪的基本理论知识。

一、礼仪的概念和内涵

我国自古以来就有"文明古国""礼仪之邦"的美誉,我们的祖先十分重视社会的文明与道德,重礼仪、守礼仪、行礼仪已内化为一种民众的自觉意识贯穿其行为活动中。礼仪是一个国家社会风气的现实反映,是一个民族精神文明进步的重要标志。

（一）礼仪的概念

礼仪是人际交往中约定俗成的行为规范与准则,是对礼貌、礼节、仪表、仪式、礼物等具体形式的总称。致福曰礼,成义曰仪。古人讲"礼者敬人也",礼仪是一种待人接物的行为规范,也是交往的艺术。礼仪是人们在社会交往中由于受历史传统、风俗习惯、宗教信仰、时代潮流等因素而形成,既为人们所认同,又为人们所遵守,是以建立和谐关系为目的的各种符合交往要求的行为准则和规范的总和。

（二）礼仪的内涵

1."礼"的含义

（1）表示尊敬的语言或动作,如礼貌、敬礼。

（2）社会生活中由于风俗习惯而形成的为大家共同遵守的仪式,如典礼、婚礼。

（3）泛指社会生活中的某些行为准则、道德规范,是国家、社会、个人都必不可少的。

（4）指礼物,如生日礼物、结婚礼物等。

2."仪"的含义

（1）法度、准则。

（2）形式、程序,如司仪、仪式。

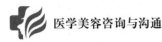

（3）典范、表率，如礼仪小姐。

（4）容貌、风度，如仪态、仪容。

（三）医学美容咨询与咨询接待礼仪

医学美容行业是一个服务性的行业，咨询接待服务处于最前沿，是顾客到美容机构来最先接触到的服务，代表着一个美容机构的整体形象，对于美容机构的发展有着举足轻重的作用。学习接待礼仪、提高服务人员的个人素质，能妥善地运用现代礼仪技巧、主动探寻顾客需要，更好地对服务对象表示尊重，给顾客留下良好的第一印象，有利于塑造并维护美容机构的整体形象，使美容机构创造出更好的经济效益和社会效益。

二、美容礼仪的基本原则

美容礼仪的基本原则是处理美容工作中所有人际关系的指导原则，遵守这些原则，可以很好地规范人们的行为，构建和谐的人际环境。

（一）敬人的原则

"爱人者，人恒爱之；敬人者，人恒敬之"。人际交往中尊重他人的人格尊严是"礼"的核心内容之一。心理学家马斯洛认为：尊重的需要包含自尊和他尊。自尊包括对获得信心、能力、成就等的自我肯定；他尊则是来自他人对自身的认可、赏识、接受和关心等。尊重是礼仪的情感基础，是向交往对象表示接受和认可的态度，更是建立和维持和谐人际关系的前提。在医学美容咨询活动过程中，无论求美者地位高低、贫富贵贱、相貌美丑，都一样地给予尊重、关心，才会赢得求美者的信任，从而建立良好的人际关系。

（二）诚信的原则

真诚是决定一个人的人际吸引力高低的首要因素。诚信包括真诚和信义两层含义。真诚就是人们在运用礼仪与人交往时要真心实意，言行一致，表里如一，诚于心而形于外。只有如此，才有可能搭建和谐愉快的人际交往平台，才能令对方产生安全感和亲切感，才能彼此进行情感的交流。在人际交往中，缺乏诚意、表里不一、口是心非的人，尽管在礼貌礼节上可能无可挑剔，在短时间内能赢得别人的好感，但"路遥知马力，日久见人心"，最终还是不会给人留下好印象，反而会令人反感，使得正常的交往都无法进行下去。信义，就是指人们要遵时守信，要"言必行，行必果"，切不可信口开河、失信于人，不做"思想的巨人，行动的矮子"。在目前医学美容处于快速发展、各种行业标准尚不完善、各种不和谐现象屡屡发生、各种虚假广告大量充斥的医美行业的关键时期，作为一名医学美容咨询师，在咨询服务过程中一定要遵循严谨、认真，务实、科学的原则，实事求是，在不伤害求美者利益和心理的前提下如实告知所有的效果和可能性。真诚对待每一位求美者，诚实无欺，言而有信，为行业送去一缕清风，促进医美行业的健康发展。诚信是为人处世、立足社会的根本，是一个人道德星空中最耀眼的一颗星，是应该发自内心、遵从自愿、终身恪守的原则。

（三）宽容的原则

宽容就是要宽宏大量，多容忍别人，体谅他人，设身处地为他人着想，千万不要求全责备、斤斤计较，甚至咄咄逼人。宽容包括"容言""容过""容才"等。"有容乃大"，因为宽容不是放纵，不是姑息迁就，不是放弃原则，宽容是一种高度同情、仁爱、勇敢和自信的表现，宽容是人类的一种伟大思想，在人际交往中，宽容的思想是创造和谐人际关系的法宝。

（四）适度的原则

适度是指人们在施行礼仪的过程中，必须在熟悉礼仪规范和准则的基础上，注意各种情况下人际关系的距离，把握与特定环境相适应的人们彼此间的交往尺度，要不卑不亢、落落大方，以建立和保持健康、良好、持久的人际关系。遵循适度原则要求医美工作者在医美活动中要做到感情适度，谈吐适度，举止适度，妆容适度。

（五）平等的原则

平等是指在交往过程中，对任何的交往对象都必须以礼相待、一视同仁，不能因为交往对象在年龄、性别、文化、职业、身份、财富、种族、外貌等方面的差异而区别对待、厚此薄彼等。平等待人是建立在对他人充分尊重的基础之上的。那种见到上级就阿谀奉承，见到下属就以势压人的人是根本不懂礼仪、极端缺乏教养的人。

三、医学美容咨询接待礼仪的基本要求

咨询接待礼仪对医学美容服务行业有着积极的意义，好的咨询师会给人留下良好的第一印象，取得求美者的信任，获得很高的满意度。医学美容咨询接待礼仪在心理素质、职业形象、礼仪标准等方面对医学美容咨询师做了较为全面的要求。

（一）医学美容咨询师的心理素质

从事任何职业，都需要具备一定的条件。一名合格的医学美容咨询师应具备良好的心理素质。

1. 心理健康的一般标准　　国际心理卫生大会对心理健康的定义如下：在身体、职能及情感上，在与他人的心理健康不相矛盾的范围内，将个人心境发展成最佳的状态。我国学者认为，心理健康概括地说是指人的心理，即知、情、意、活动的内在关系协调，心理活动的内容与客观世界保持统一，从而促使人体内、外环境平衡和促使人体与社会环境相适应的状态，并由此不断发展成为具有健全的人格的人，从而提高生活质量，保持旺盛精力和愉快的情绪。心理健康的一般标准如下。

（1）智力正常：智力正常是指个体的智商在正态分布曲线之内及能对日常生活做出正常反应，是人正常生活最基本的心理条件，心理健康的重要标准。

（2）情绪积极稳定：经常保持愉快、开朗、自信的心态，善于从生活中寻求乐趣，对生活充满希望，受到负面生活事件的冲击后，无论在反应的性质和程度上都与刺激相当，并善于调节自己的情绪，使其保持相对稳定。

（3）热爱医学美容事业：咨询师自身要热爱这个行业，对医学美容有浓厚的兴趣，也乐意去尝试医学美容项目让自己变得更美，只有咨询师本人热爱美，追求美，才能感染到求美者。

（4）人际关系和谐：能与周围的人保持正常的接触和交流，并且乐于与人共事，有宽容和友善之心，喜欢帮助他人，有知心朋友，有自知之明，能正确评价自己、他人和集体，主动向先进人物学习，没有消极的嫉妒心理。

（5）适应能力强：对社会环境适应能力的高低是衡量心理健康的重要指标。所谓适应是指有积极的处世态度，能广泛接触社会并对社会现状有较为正确的认识，心理行为能顺应社会改革变化的进步趋势，勇于改造现实环境，以达到自我实现与社会奉献的协调统一。

（6）人格健全：具有健康的人格是保持心理健康的基础，人格形成的标志是自我意识的形成和自我意识的社会化。人格健全的主要表现如下：人格的各个结构要素无明显的缺陷和

偏差;具有清醒的自我意识,不产生自我同一性混乱,以积极进取的人生观作为人格核心,有相对完整的心理特征。

上述心理健康标准适合每一个普通人,但不具有针对性。而医学美容咨询师在其工作时面对的对象具有一定特殊性,因此结合医学美容咨询师的工作特点和性质,应该制订更有针对性的从业人员心理标准。

2. 医学美容咨询师的心理健康标准

（1）健康而稳定的人格:医学美容咨询师的人格应健康而稳定,没有明显问题或障碍。他们应具备有利于从事医学美容咨询师职业的健康人格。例如,他们应具有强烈的同情心、爱心、热情、耐心与冷静,能理智地认识和处理问题,具有无私奉献的精神,能够一视同仁和互相协作等。

（2）很强的抵御挫折的能力:由于科学技术的限制,人们对医学美容的规律性认识不足,医学美容咨询师在工作中常会遇到挫折和失败,如咨询建议不准确、咨询预设方案不被采纳接受等。在这种情况下,医学美容咨询师必须正确认识挫折和失败,仔细分析失败的原因,及时总结经验教训,吃一堑长一智。医学美容咨询师必须有顽强的意志,不应该向困难屈服,更不应该在挫折面前止步不前。当由于自己工作的错误,给出的咨询建议不准确而给求美者带来不良结果时,医学美容咨询师应主动承担责任,向求美者或其家属认错,接受批评、处分等处理。

（3）有自知之明,实事求是:对所有从事医学美容咨询工作的人员来说,最基本的要求是尊重科学、实事求是,医学美容咨询师在工作中必须有自知之明,恰当地评估自己的能力和水平,切忌自大和虚伪。任何时候都应该按照医学科学规律办事,严禁犯主观唯心主义的错误。

（4）对医学美容工作有浓厚的兴趣:对现实事物有无兴趣是衡量心理健康的重要标准,而医学美容咨询师是否对自己所从事的医学美容咨询工作感兴趣也是判断医学美容咨询师心理健康的重要条件。很难想象,一个对医学美容咨询不感兴趣的医学美容咨询师在其工作中能有所作为。而如果对自己所从事的医学美容咨询工作逐渐丧失兴趣,甚至对自己过去感兴趣的许多事情都失去了兴趣,那就要考虑他是否产生了心理障碍。

（5）人际关系融洽:良好的人际关系是医学美容咨询工作质量的基础,也是医学美容咨询师心理健康的重要标准。一个技术精湛的称职的医学美容咨询师也应该是一个谦虚谨慎、肯于求教、勇于承认不足与过错、能容纳别人、乐于接受别人的人。

（二）医学美容咨询师的职业形象

医学美容咨询师为需要求美的求美者提供帮助和服务,医学美容咨询师和求美者产生的最直接的关系是服务与被服务的关系。但是与一般的服务单位不同,医学美容咨询师是以为求美者提供迅捷、高效的医学美容咨询为根本任务,其服务直接关乎求美者需求。医学美容咨询师的职业形象,如仪表、仪容、仪态和言谈等,都会给求美者以深刻的印象,从而影响求美者在面对该咨询师时的行为表现,进而影响最终的咨询效果。例如,求美者一进大厅,看到整洁明亮的装修、秩序井然的人流、温文尔雅的工作人员,就会形成服务良好的印象而决定留下来接受进一步的服务。反之,如果满眼看到的是脏乱差、秩序混乱、医务人员语粗貌俗,就会形成这里服务很差的印象,可能会马上离开,拒绝接受服务。这里,求美者就是"上帝",让求美者满意是最终的服务目的。医学美容咨询师的语言和行为直接作用于求美者心身,对是否能建立进一步的良好咨询关系起着至关重要的作用。与求美者的交流应掌握的原则是不卑不亢,要热情但不可洋溢,要大方但不可大大咧咧,要让求美者体验到一种稳重和信任,以保证咨询师与求美者关系向纵深发展,完成医学美容咨询师的咨询任务。反之,故作神秘、扭捏作态或掩饰紧张、故作轻松,让求美者看不到医学美容咨询师的诚心和真意,就不可能取得求美者的信任和配合,反而随时都会导致咨询关系破裂。在为求美者提供咨询服务过程中,服务特点很明显,例如,医学美容咨询师时常询问求美者的自我感觉,不仅可以为下一步咨询提供丰富的可参考信息,还可以让求美者感受到是在接受良好的服务,促使其进一步配合咨询。医学美容咨询师自身良好的职业形象,无论是对其自身,还是对医学美容咨询工作室的对外形象,以及彰显医学美容行业的风貌和推动整个医学美容行业的进步方面,都起着非常重要的作用。

1. 医学美容咨询师职业形象的要求

(1) 医学美容咨询师的职业要求:医学美容咨询师端庄的仪表、精湛的技术、亲切的话语、体贴入微的服务,能够使求美者减少心理上的压力和不安,产生安然、依赖、满意的心理。除了语言艺术和语言规范外,医学美容咨询师的着装、行为和表情对公众的影响也很重要。这就要求医学美容咨询师应当衣着整洁,举止端庄,落落大方,言语文雅,亲和自然;工作中切忌态度蛮横、行为粗暴、奇装异服或衣冠不整。

(2) 医学美容咨询师的行业要求:医学美容行业是特殊的服务行业。医学美容咨询师要运用自己的专业知识为求美者提供服务,并且要直接面对求美者、求美者家属、求美者的朋友等复杂的社会群体。医学美容行业要求医学美容咨询师不仅要具有良好的专业知识和技能,还要有良好的服务意识和服务水平。而且,对于整个行业形象来说,医学美容咨询师必须要强化自己的服务意识和礼仪意识,要树立行业新风,树立行业形象,恪守职业道德,遵守职业规范。

(3) 医学美容咨询师的现实要求:求美者希望医学美容咨询师不仅有良好的医学美容知识,而且应该具有良好的道德素养和职业形象。随着社会的不断发展,现实对医学美容咨询师的要求越来越高,需要我们不断加强礼仪教育和学习,以提高职业形象。

(4) 医学美容机构的形象要求:医学美容咨询室的工作环境是靠咨询师创造的,个人形象是咨询室形象的组成部分,个人行为可以直接影响咨询室在求美者心目中的形象。咨询室形象是否完备是求美者选择医学美容机构和咨询师的主要因素之一。良好的咨询室形象依赖的是环境和行为。环境是指咨询室内环境,包括装修、设施、设备配置等;行为则是指咨询师的着装举止、待人接物、语言艺术、文化素养、技术水平和职业道德等。咨询师的职业形象首先要得到求美者的认同感,才能让求美者进一步认同咨询师为其推荐及设计的方案。

(5) 医学美容咨询师的社会要求:倡导文明,传播文明,人人有责。我国正在积极实施《公民道德建设实施纲要》,不断加大精神文明建设力度。医学美容工作者应该成为讲文明、讲礼仪的标兵,成为精神文明的排头兵。

2. 职业形象与其他方面的关系 职业形象是作为一个职业人能力的综合表现,它与各方面都有着非常密切的关系。

(1) 与医学美容各学科的关系:作为一名医学美容咨询师,立业之本就是掌握医学美容相关学科的基本知识、基本理论和基本技能。

(2) 与礼仪的关系:中国是文明古国,礼仪之邦。能够掌握和运用各种礼仪知识是塑造良好职业形象的最基本要求。而医学美容行业由于其服务对象及服务内容的特殊性,亦有着自身的特点,医学美容咨询师应在掌握普通礼仪知识的基础上,结合医学美容行业的特点加以运用。

(3) 与医学伦理学的关系：医学伦理学注重于对心灵、本质、内在标准的修炼和把握，讲究的是内在的“德”，“以患者为中心”的医学服务模式同样适用于医学美容服务。应做到对求美者一视同仁，一切为求美者着想，尽可能减轻求美者的痛苦和经济负担，尊重求美者的人格，为求美者保守秘密等。要使求美者满意，首先要具备令求美者满意的职业道德，这就要求每一个医学美容工作者加强职业道德修养，适应职业需求。

(4) 与公共关系学的关系：良好的职业形象还包括对公共关系学知识的掌握，公共关系学教给我们处理复杂社会关系的能力和技巧。医学美容咨询师必须学会处理各种复杂的关系。

良好的职业形象是多方面能力的综合表现，要成为一名优秀的医学美容咨询师，应通过学习多方面的知识以及提高各方面的修养来塑造良好的职业形象。

（三）医学美容咨询师的礼仪标准

人类的活动不但受自然规律的影响和制约，而且受社会规律及由社会规律决定的社会规范的影响和制约。在这些社会规范中，除了道德规范和法律规范以外，还有一个很重要方面，就是礼仪规范。礼仪，作为在人类历史发展中逐渐形成并积淀下来的一种文化，始终以某种精神约束、支配着每个人的行为。一个人对礼仪的适应和掌握的程度，可以反映其文明和修养的程度。目前，各行各业，尤其是服务业已将礼仪培训作为员工培训的内容之一。医学美容咨询师没有良好的礼貌修养就无法真正做到礼貌待人和礼貌服务。良好的礼貌修养是医学美容咨询师做好咨询服务工作的前提，其反映在气质、风度、仪表、姿态、举止、服装、语言等多方面。

1. 医学美容咨询师的精神风貌　在精神面貌方面，医学美容咨询师应该是精力充沛，表情轻松，面带微笑，亲切和蔼，端庄稳重，落落大方，不卑不亢。医学美容咨询师对求美者应体贴关心，对求美者的合理请求应予以帮助。在求美者面前绷着脸、噘着嘴、皱着眉，或扭扭捏捏、缩手缩脚、过于拘谨都是不恰当、不礼貌的。

2. 医学美容咨询师的容貌与着装

(1) 容貌修饰方面：面容清洁，发式大方，勤洗澡，勤理发，勤换衣，勤剪指甲。男咨询师不留长发，不留大鬓角，不留小胡子；女咨询师不化浓妆，不留披肩长发，不留长指甲，不使用香味很浓的化妆品。此外，特别要注意保持口腔清洁，防止口腔异味。在与人交谈之前，不吃带有刺激性气味的食品，如洋葱、大蒜、韭菜等，以免口腔异味，使求美者产生不愉悦的感觉；在各种公共场合，不当众修剪指甲、抓耳挠腮、挖鼻孔、剔牙齿、搓泥垢等。如不得已而为之时，须避开他人的视线私下处理，以免有损自身形象。

(2) 着装方面：按照职业要求穿着统一规定的工作服，佩戴胸牌，工作服整齐干净，不应有污渍，衣领和袖口尤其要注意。扣子等配件应齐全，工作服不能有脱线，更不能有破洞。皮鞋保持油光发亮，鞋跟高度要适宜。佩戴首饰时，女咨询师可以带简单首饰，不允许奇装异服、浓妆艳抹，应以大方得体为准则。男咨询师不允许赤背赤脚，敞胸露背，穿拖鞋、背心。

3. 医学美容咨询师的礼貌用语

(1) 医学美容咨询师的基本礼貌用语：

①一种是非言语招呼：如见面时注目微笑、点头鞠躬、举手示意等。另一种是言语招呼，比较通用的有你(您)好、你(您)早、早上好、早安、上午好、下午好、晚上好、晚安等。

②称谓语：在与求美者日常交往中的称呼语，应根据求美者的年龄、身份、性别、婚否，使用恰当的尊称。一般来说可以使用“先生”“小姐”“女士”这三种国际通用称谓。对老年人称

呼时要注意尽量往年轻的称谓上靠,因为现在的人都有一种不愿老、不服老的心理。对小孩可称"小朋友"或"小同学"。对于多次光顾的求美者最好熟记她(他)的姓名,以便见面时直呼其名。医学美容咨询师如能熟练地叫出求美者的姓名,以及记住她(他)的名字,求美者一定会觉得格外亲切。

③祝贺语:对别人进行祝贺的语言。当求美者的状况有所好转时,可以说:"XX 女士(先生),恭喜您! 您真显得年轻漂亮了。"常用的祝贺词还有"祝您越来越年轻""祝您早日恢复健康""祝您健康长寿"等。

④感谢语和答谢语:感谢语是对别人表示感谢时的用语,答谢语则是别人对你表示感谢时的回答语。当求美者按照你给的建议去做时,可以说"感谢您的配合",而当她(他)的身体状况好转后对你表示感谢时,可以说"能达到这个效果和您自己的努力是分不开的,我只是尽了本职工作而已"或"请别客气,这是我们应该做的""我们很高兴能为您服务"等。

⑤征询语:在医学美容咨询服务中,经常地、适当地使用征询语,能使求美者感觉自己很受重视。咨询服务中常用的征询语有"您不介意的话我可以看一下您的体检单么?""您喜欢……吗?""您还有什么别的事吗?""……您介意吗?"等。

⑥致歉语:向别人表示致歉的话。常用的致歉语有"对不起""请原谅""很抱歉""真过意不去""让您久等了"等。真诚的致歉可以化解矛盾,修复裂痕,消除内疚,解除难堪,赢得友谊,取得谅解,得到敬重,获得威信。

⑦安慰语:对别人进行安慰的语言。常用的安慰语包括"请保重""不必担心,我们会帮助您的"等。

⑧委婉语:在讲话时,不直接说明本意,而是用委婉的词语加以暗示,使他人意会的语言。委婉语的作用不可低估,它可减少刺激性,避免使对方难堪,或使自己说话留有余地,免于被动。得体的委婉语能表明你的善意和对别人的尊重,更体现你的语言素养,展现文明和高雅的风度。常用的委婉语如下:把"肢体残疾"说成"行动不便",把"盲人"说成"眼睛看不见",把"肥胖"说成"超重"等。

⑨谦让语:可以向人表示谦恭和自谦的语言。常用的谦让语包括"请用茶""请留步"等。

⑩告别语:告别时所说的话语。常用的告别语包括"再见""保重""一路平安""祝您健康"等。

(2)医学美容咨询师的谈话礼貌:医学美容咨询师在同求美者讲话时要保持一定的距离,注意语气和方式。具体如下。

①对方距离约以 1 m 为宜,过于靠近或过于疏远都不恰当。

②姿势应端正自然,目视对方。

③谈话语调要亲切、诚恳,表达要得体、简洁明了。

④说话音量要恰当,声音太小,求美者难听清楚,声音太大,会打扰周围其他求美者。

⑤在同求美者谈话时,如有急事需要离开,比如正谈话时电话铃响了,此时应向求美者打招呼,如"对不起""请您稍等一会"。

⑥与求美者谈话,要注意聆听,抓住要点,不要打断求美者的话,或催促求美者。

⑦同求美者谈话时应该坚决做到两不讲:有损求美者自尊心的话不讲,埋怨责怪求美者的话不讲。切记"求美者总是对的""求美者是需要帮助的人"这些服务格言。

4. 医学美容咨询师的举止和姿态

(1)举止得体是对医学美容咨询师在工作中的礼节礼貌要求。姿态得体是医学美容咨询师在行走、站立和就座时身体应保持的基本礼节。一个人的举止是其形象的素描,举止不只是表现了一个人的仪表容貌,同时也反映了一个人的内在气质与涵养。

(2)医学美容咨询师的举止要端庄,动作要文明,要有所遵循、有所约束。在求美者面前打喷嚏、打哈欠、挖耳鼻、剔牙齿、打饱嗝、哼歌嬉闹、高声喊人、放声大笑等都是不文明的举动。工作中抽烟喝酒、吃东西更不被允许。应做到如下方面。

①遇到求美者一般不要主动握手;如求美者主动伸出手来时应略微欠身,轻握手指,不可用力;时间应短,站的距离不要太近。接待服饰、打扮、相貌奇特的求美者,应做到不久视,不惊奇窃笑,不交头接耳。

②医学美容咨询师在工作中一定要做到走路轻、说话轻、操作轻、服务快,即"三轻一快";同时注意站有站相,坐有坐相,走有走相,时刻表现出神采奕奕,乐观开朗;给人以热情、友好、合作之感。

③站立姿势要端正,不要将双手插在腰间、背在身后或抱在胸前;双手应自然下垂,两腿要站直,不能将双腿叉开或单腿向外伸出;不能歪身站立或斜倚门框、楼梯、墙壁、柜台等处。医学美容咨询师应时刻注意站立服务的姿势,挺胸收腹,面带微笑,精神饱满,给人以矫健大方、优美之感。

④行走要步子轻而稳。迎接求美者时走在前面,送别求美者时走在后面;行不应抢道,客过应让路;走路潇洒自然,给人以轻捷、欢悦之感。

⑤就座时要坐正、坐直。应保持端正自然的姿势,不要伏在桌面上,也不要斜靠在椅背上,更不要把腿伸在沙发扶手上或茶几上;当求美者到来时,要立即起身打招呼;坐姿高雅稳重,给人以端庄、温和、雅观之感。

(3)咨询师注意时刻保持自己的礼仪状态,不要掉以轻心,即使咨询氛围已经非常融洽了,也要把握尺度,以免引起求美者的反感。

四、医学美容咨询师礼仪修养的重要性及培养方法

礼仪修养不是自发而成的,而是靠后天在交往实践中努力学习和培养得来的。在古代就已经将礼仪的学习摆到了很重要的位置。其实不管是什么样的年代,什么样的人,从事什么样的职业,都必须注重礼仪的学习,服务行业更是如此。

(一)医学美容咨询师礼仪修养的重要性

1. 有助于塑造良好的职业形象 形象是指交往双方在对方心目中形成的一种综合化的形象,判断形象的好坏绝大多数是依据各种形式礼仪的运用程度,如咨询师在各种工作场景的人际交往、沟通、着装、行为举止等都包含着诸多的礼仪规范和要求。一个懂得用礼仪的咨询师,必然有着优雅得体、自然大方的言谈举止,一定会给求美者留下美好的印象,获得求美者的信任与好感。

2. 有助于形成完美人格 完美人格应该具有以下 5 个标准。

(1)良好的社会适应能力。

(2)和谐的人际关系。

(3)正确的自我意识。

(4)乐观向上的生活态度。

(5)良好的情绪调控能力。

礼仪对于一个人形成完美人格的作用是不可低估的。洛克指出:礼仪的目的与作用是使

本来的顽固变柔顺,使气质变温和,尊重别人,和别人合得来。没有良好的礼仪,其余一切成就会被看成骄傲、自负、无用和愚蠢。由此可见,完美人格标准与礼仪要求有许多是相通的,也就是说,良好的礼仪教育和经常不断的礼仪修养将有助于达到完美人格标准。

3. 有助于提高道德修养 礼仪不仅是对个人行为的规范和约束,更是一个人的公共道德修养在社会活动中的体现。它反映一个人内在的品格和文化修养,还反映一个人的气质风度、阅历见识以及处事应变的能力,是道德的重要内容之一。一个道德品质好、有修养的咨询师不管在何种场合下,面对任何现象时都应该严于律己,宽以待人,同时也一定是一个知礼、守礼、用礼的人,二者相辅相成,缺一不可。医学美容咨询师应通过对礼仪的学习端正自身的行为,养成待人以礼、助人为乐的优良道德品质,用礼仪来营造良好的医学美容行业风气和秩序,促进社会和谐进步、提高社会文明程度,加速医学美容行业及社会快速发展。

4. 有助于协调改善人际关系 人际交往贵在有礼,只有知礼、懂礼的人,才能在交往中表现出礼貌、友好、真诚、守信、严于律己和宽以待人。在医学美容咨询过程中,尊重求美者、与求美者建立良好的信任的关系是双方合作的基础和前提条件。一个知礼、懂礼的人能够很好地理解、尊重他人,容忍他人的不足和缺陷,在交往中给他人以温暖、关怀、体贴的感觉,这样才能在所有的社交场合与不同的交往对象建立积极和谐的人际关系,从而有利于工作的进一步发展,同时也能够使自己得到更多的物质上或精神上的帮助和支持,去实现一个又一个的人生目标。

5. 有利于创造良好的经济效益 在一个公司的企业文化建设中,礼仪是一项很重要的内容。通过塑造个人形象、单位形象,提高顾客满意度和美誉度,可以最终达到提升单位的经济效益和社会效益的目的。一个注重企业形象的单位,对礼仪的培训也是十分重视的,尤其对于医美行业这种与人打交道的服务行业,礼仪已成为服务质量的一个重要标志。例如,在美容院,医学美容工作者热情礼貌的接待、亲切的语言、甜美的微笑及得体的服饰、举止都是吸引顾客的直接因素。所以,良好的礼仪不仅能塑造企业的品牌效应,也能创造经济效益,更是提升行业竞争力的现实所需。

(二)医学美容咨询师礼仪修养的培养方法

良好的个人礼仪,绝不是先天形成的,而是依靠后天不懈的努力和精心教化逐渐形成的。礼仪的培养必须从生活中的点滴小事做起。培养训练礼仪,应从以下几个方面着手。

1. 崇尚道德,夯实医学美容咨询礼仪修养的基础 礼仪修养与道德修养密不可分,有德才有礼,修礼先修德。医学美容咨询师应该以"美化顾客,健康顾客"作为根本宗旨,不断加强道德修养。良好的道德修养是医学美容咨询师协调人际关系,改善服务态度,塑造美好咨询师形象的前提,更是咨询师礼仪修养的坚实基础,因此,医学美容咨询师应该经常反省和审视自身的言行是否符合礼仪道德原则和规范,并自觉地从身边的小事做起,从一个动作、一句问候、一张笑脸开始,认认真真、持之以恒地进行礼仪的培养和训练。只有这样,才能使道德修养与咨询师礼仪完美融合,相互促进,从而使自己散发人格魅力。

2. 内外兼修,努力提高自身文化素养 知识和修养能给人聪明的才智和高尚的情操,可以极大地弥补外在美的缺陷,从而使人具有脱俗的气质和优雅的风度。医学美容行业对医学美容咨询师的文化素养要求也很高,即知识要全面、系统。一个合格的咨询师为了胜任工作,赢得顾客信任,也必须加强科学文化知识和专业知识技能的学习,加强礼仪的培养。如果只注重外貌、礼貌用语、举止、仪态、仪容修饰等方面的培养训练,而放弃内在修养的提高,纵然拥有美丽的外表,也难以维持长久魅力。

3. 自我监督,加强咨询师礼仪的训练和实践 "吾日三省吾身"。对于医学美容咨询师礼仪的养成,应该进行自我监督,对自己既要高标准、严要求,又要不断检验自己的礼仪行为是否符合礼仪的要求,并不断根据礼仪规范,加以修正。

"纸上得来终觉浅,绝知此事要躬行"。医学美容咨询师礼仪具有极强的实践性。与实践相联系是培养训练医学美容咨询师礼仪的根本方法,医学美容咨询师只有在与他人的交往实践中,在对求美者、对组织的各种人际关系中,在各种工作场合的实践中,自然得体地应用礼仪原则,注重个人的礼仪形象,才能使自身的礼仪品质得以完善,成为求美者信赖和尊重的医美天使。

(徐 玲)

第二节 第一印象与礼仪

一、第一印象的产生

人类大脑有着一项特殊的技能,就是即使基于极少的信息也能做出迅速的判断,这就叫作薄片撷取。薄片撷取是人类与生俱来的能力。身为作家和记者的马尔科姆·格拉德威尔这样写道,我们会把很多经历都通过薄片撷取储存在脑海中,如遇见一个新朋友、迅速做完一件事或者是经历了一场小说般的冒险。薄片撷取不是一件有意识的生理活动,它不受我们主观意识的支配,而是一种人类的本能。之所以会发生薄片撷取是因为我们别无选择。马尔科姆·格拉德威尔继续说道,而且我们正在渐渐地依赖这项功能,因为现在社会中有太多需要我们提高警惕的地方,薄片撷取可以在关键时刻提醒我们,即使只有一两秒的时间。

二、第一印象的重要性

依据心理学家的说法,你给别人留下的第一印象遵循"55387"定律。即第一印象取决于55％的外表和容貌,38％的肢体动作及语气和7％的谈话内容。可见,优美的大方得体的仪容仪表会给人留下美好的印象。尤其对于美容工作人员来说,你的外在形象不仅代表着你的个人形象,更直接代表着企业的文化素养。

美容咨询服务处于最前沿,代表公司的整体形象。你的接待技巧要成熟,而且要诚意地对待顾客。你的一举一动都影响顾客对公司的印象。学习接待礼仪有利于:①提高服务人员的个人素质。②更好地对服务对象表示尊重。③塑造并维护公司的整体形象。④使公司创造出更好的经济效益和社会效益。

三、礼仪与第一印象的关系

根据多项研究显示,你穿衣打扮的风格或多或少会影响到你是否能成功建立良好的第一印象。一项研究结果表明,比起那些衣着随便的男士,相同条件的衣着讲究的男士更会赚钱,在单位中职位也晋升得更快。不仅如此,一项独立的研究结果显示,穿着经过定制、精心裁剪的成套西装的男士,和穿现成的直接售卖的西装的男士,前者显得更聪明,而且更会挣钱。

既然第一印象如此重要,所以我们要注重每一天的形象,注意自己的言谈举止。在注重自己形象的同时,看待别人时切忌轻易下结论。

四、礼仪影响第一印象的因素

1. 自信和朝气蓬勃的精神面貌 自信是人们对自己才干、能力、知识素质、性格修养,以及健康状况、相貌等的一种自我认同和自我肯定。心理学家指出,一个人要是走路时步履坚定,与人交谈时谈吐得体,说话时双目有神,目光正视对方,善于运用眼神交流,就会给人自信、可靠、积极向上的感觉。

2. 不卑不亢 不亢,就是不骄傲自大。不卑,就是不卑躬屈膝,做出讨好、巴结别人的姿态。反之,前者引起别人反感,后者则有损自己人格。

3. 仪表得体 有些人习惯于不修边幅。这本来属于个人私事,不过在一个新环境里,别人对你还不完全了解,过分随便有可能引起误解,产生不良的第一印象。事实上,美国有学者发现,职业形象较好的人,其工作的起始薪金比不大注意形象的人要高出 8%~20%。当然,仪表得体并不是非要用名牌服饰包装自己,更不是过分地修饰,因为这样反而给人一种油头粉面和轻浮浅薄的印象。

五、如何规范礼仪、树立良好印象

(一)仪容礼仪

仪容即容貌,由面容、发式及身体所有未被服饰遮掩的肌肤所构成。广义的仪容还包括内在的气质和风度。

1. 个人卫生 忌蓬头垢面,忌鞋帽或领口袖口不洁。在正式场合,忌挖眼屎、擤鼻涕、抠鼻孔、挖耳秽、剔牙齿、剪指甲等动作。患有传染病的人严忌参加外事活动。

2. 环境卫生 切忌随地吐痰、乱弹烟灰、乱丢果皮纸屑或其他不洁之物,不要将雨具及鞋下的泥水、泥巴等带入室内。

3. 着装 工作时间穿着干净的工装,勤洗勤换,保持衣领、袖口整洁,无黑(汗)斑、油渍,不浓妆打扮,不穿奇装异服;皮鞋保持清洁,不得穿拖鞋上班;头发不采用怪异发型,男员工不留长发,不要染发(彩色)、文身及戴耳环、鼻环等。

4. 姿态优美

(1)坐姿端正:迎接客户进店后,指引客户于上座落座,医学美容工作人员在客户对面座位落座,坐姿标准,表情柔和。

(2)站姿标准:指引客户落座时,医学美容工作人员要先请客户落座,站姿标准,姿态优美,表情自然。

5. 面部表情 面部表情最传神表意的是笑容。微笑是一份永恒的介绍信,微笑是自信心的表现,能传达你的友善和关怀,消除双方的戒心和不安,感染对方。

笑的种类包括如下五种:微笑、轻笑、大笑、抿嘴而笑、皮笑肉不笑。客户进门,工作人员应面带微笑,待人诚心、诚恳,使用问候语"您好"。

6. 在送别客户时注意礼貌用语 靠人行线行走,多人行走时,注意不要因并排行走而占据对向行道,遇到同事、领导要主动问好;在行走过程中,避免吃东西、吹口哨等不良行为;上下楼梯,应尊者、女士先行;装饰物(钥匙链、手机链等)不得置于口袋外,腰间不得悬挂钥匙、手机包、配饰等。

7. 外表的搭配 主要遵循"TPO"原则,T、P、O 三个字母分别是"time"(时间)、"place"

（地点）、"object"（目的）这三个单词的首字母。"TPO"原则要求人们在穿衣打扮之前应当兼顾以上三点，既要有个性，又要搭配合理，使各方面都协调。

8. 体型与服饰　人类体型可分为 X 型、Y 型、A 型、H 型 和 O 型五种类型，在服饰款式的选择上应该扬长避短。

（1）X 型：不挑款式，但选择"X"型款式的服装会更显高贵，可搭配符合自身气质的饰物。

（2）Y 型：上衣最好选暗灰色调或冷调来收缩较宽的肩部，下装则应避免黑色、暗色，使上下协调。

（3）A 型：上身可选择色彩明亮、鲜艳的有膨胀感的服饰，下身应选择款式简单的有收缩感的暗调来协调。

（4）H 型：可选箱式款式的服装，避免腰部过多修饰。

（5）O 型：款式力求简单，不宜穿色彩太艳丽或有大花纹、横纹等的服饰。

（二）表情礼仪

（1）目光语是运用目光来传递信息、表达感情、参与交际沟通的语言。眼睛是最能表达和传递非语言性情感信息的器官，眼神是无言的交流手段，眼神是思想感情的显示器，是人类的"灵魂之窗"。心理学家认为，各种感觉器官获得的信息总量，眼睛占 80％ 以上。人内心的隐秘，总会不自觉地在眼神中流露出来。

（2）眼神的魅力可以从时间、角度、部位等方面来观察。

（3）微笑是令人愉悦的，咨询师微笑是礼貌待人的基本要求。咨询师的笑容应该是真诚的。

对于求美者来说，他们对医学美容专业机构的整体认知和了解都源于第一印象。权威专家给出的观点是：形成持久的印象只需要几秒钟的时间，在最初的几秒内，顾客对公司的整体印象就已经形成了，而且在短时间内无法改变。无论形成的是正面的印象还是反面的印象，很大程度都是由接待人员的服务礼仪是否规范而决定的。

（三）接待礼仪

由迎宾人员将客人成功迎进医学美容机构后，接待工作就正式开始了，这是对咨询师基本接待礼仪知识的考验，也是客人信任度和舒适度提升最重要的阶段。

1. 表情大方　大方的表情是富有魅力和亲和力的，一个热爱生活、积极向上的人的表情也是最为大方自然的。作为医学美容专业机构的人员，表情大方，是给自身的接待工作带来成功的契机。

2. 微笑真诚　微笑最能表达出一种热情而积极的处世态度。微笑是语言谈吐中最为常见的礼仪，是待人接物中最为基本的礼仪规范。微笑出于内在的力量和自信，出自内心对对方的尊重和信任，它是打开成功人际交往的一把金钥匙，是化解人与人之间矛盾和冲突的神奇力量，是成功打开客人心门的重要因素。

3. 学会倾听　专业人员要学会倾听客人的需求，尽量让客人把话说完，并认真倾听。针对客人表达的问题要认真思考。表情自然大方，面带微笑。

4. 目光语表示的态度　做到四"要"、四"不要"。

（1）要主动自然，不要消极游移。

（2）要亲切热情，不要故弄玄虚。

（3）要画龙点睛，不要闪烁其词。

（4）要恰到好处，不要呆滞或乱眨。

（高惠霞）

第三节　医学美容咨询师形象与礼仪

一、职业形象概述

（一）形象与职业形象

形象就是递交给别人的第一张名片。

个人的形象代表的就是企业的品牌。

那么什么是形象？

形象就是一个人能够引起人们的思想和感情活动的具体形状和姿态，是人的容貌、外表、言行、举止给别人留下的印象，是一个人内在品质的外在表现。

职业形象是指人在工作和职场交往中在公众面前树立的印象，具体包括外在形象、品德修养、专业能力和知识结构四大方面。它通过衣着打扮、言谈举止反映出专业态度、技术和技能等。

调查结果显示，当两个人初次见面的时候，第一印象中的55％是来自外表，包括衣着、发型等；第一印象中的38％来自一个人的仪态，包括举手投足之间传达出来的气质，说话的声音、语调等，而只有7％的内容上来源于简单的交谈。也就是说，第一印象中的93％都是关于外表形象。

职业形象的内容包括言谈举止、服饰着装、仪容装扮、办公环境等。

（二）医学美容咨询师的形象

医学美容咨询师（简称医美咨询师）既是审美的主体，又是审美的客体。作为主体，在咨询操作过程中对顾客的容貌缺陷与不足进行审美、分析、评价、判断，通过良好的沟通技巧为顾客提供美学设计。同时作为审美的客体，也被顾客进行审美。如果医美咨询师自身容貌、形象不佳，又不注重外在美的塑造，不修边幅，就会使顾客产生不信任感和不安全感，咨询则难以实施。相反，如果医美咨询师容貌美，形象佳，举止高雅，善于沟通，自身富有魅力，能令顾客对其产生依赖和信任感，从而有利于咨询及美容手术实施量提升。

医学美容咨询师应该是一个举止高雅、语言优美、医学基础扎实，具有较强的心理指导能力、审美能力，善于沟通、思维敏捷、责任心强的技能性人才。

（三）塑造医学美容职业形象的重要意义

（1）得体地塑造和维护个人形象，会给初次见面的人以良好的第一印象，包括发型、着装表情、言谈举止、待人接物等。

（2）个人形象不只是个人的，还代表着一个组织的形象。医美咨询师是美容机构最直观的代言人，她的个人魅力和专业素养直接决定着医院的效益。服饰礼仪、职业礼仪渐渐成为美容机构或企业的必修课。服饰礼仪是人们在交往过程中为了表示相互的尊重与友好，达到交往的和谐而体现在服饰上的一种行为规范。职业礼仪是在人际交往中，以一定的、约定俗成的程序、方式来表现的律己、敬人的过程,涉及穿着、交往、沟通、情商等内容。

(3)个人形象是沟通工具。俗话说"人靠衣服马靠鞍",心理学的研究告诉我们,人与人之间的沟通所产生的影响力和信任度,来自语言、语调和形象三个方面。它们的重要性所占比例如下:语言占7%;语调占38%;视觉(即形象)占55%。由此可见形象的重要性。服装作为形象塑造中的第一外表,而成为众人关注的焦点。

(4)个人形象在很大程度上影响着组织的发展。医美咨询师为了每一次与客户的交谈,倾其所储备的策略和智慧。要想成为一名出色的医美咨询师,你首先得让自己成为美丽的化身。从外表、仪态到端庄得体的言行举止,由内而外的优雅美丽可以帮助你在第一时间掌控顾客的眼球和脑神经。

二、医学美容咨询师形象塑造

美容咨询师的形象不仅局限于适合个人特点的发型、化妆和服饰,也包括内在性格的外在表现,如气质、举止、谈吐、生活习惯等。在进行自己形象设计时,应注意体型要素、发型要素、化妆要素、服装款式要素、饰品配件要素、个性要素和文化修养要素,从各个方面综合考虑,找到最适合自己的形象。

(一)外在形象

首先是着装。着装的原则是对场合有正确的把握,不同的场合讲究不同,要分清楚情况,例如,上班时要正式,不能穿得太休闲,可以按照医院的规定统一着装。内衬主要以职业裙装为主,外穿医美咨询师专用的白大褂。

其次是发型。发型的式样和风格体现出人物的性格及精神面貌。男性医美咨询师,可以留比较简单的短发,不宜中长发,体现出一种阳光干练的气魄。女性医美咨询师,发型有多种,中长发比较适合全部盘起来或者放下来,显得有女人味,但一定要露出耳朵,不宜让头发遮住眼睛以下部位。短发则梳理整齐,露出耳朵与正脸,显得干练,从而更能获得顾客的信赖,不宜发型凌乱。发色均以深色为主,如果烫染,不宜选艳丽颜色及夸张卷发,一切以朴素、清爽为原则。

最后是饰品。饰品配件的种类很多,颈饰、头饰、手饰、耳饰、胸针、鞋子、包等都是每个人在穿着服装时最常用的搭配,合理地运用饰品配件能使得灰暗变亮丽,为平淡增添韵味。外在形象可以给人一个好的第一印象。作为医美咨询师,饰品搭配也不能过于鲜艳,以简单、得体为原则,工作时,身上的配饰不宜超过3件,如佩戴了项链、耳环,最多再搭配其他某一样如戒指、手链、手表,不要再搭配更多其他的。鞋子以白色或者黑色高跟鞋为主,能显示个人气质与气场,不宜穿平底鞋、拖鞋,更不宜穿暴露脚趾头及脚后跟的任何鞋子,高跟鞋的高度以3~5 cm 即可。

(二)内在形象

一个人的回眸一瞥、开口一笑、站与坐、行与跑都会流露出这个人的个性特点,有的人大方积极,会交到很多朋友,但有时口无遮拦也很容易得罪人。生活中需要更多地注意自己说话的语气和行事作风不要太张扬。有些人属于内向型的,他们体验情绪的方式较少,稳定的情感产生得也很慢,但对情感的体验深刻、持久,而且具有高度的情绪易感性,这类医美咨询师需要调整自己,多跟朋友、同学、同事交流,尝试改变成多讲话多沟通的性格,这样易于与求美者顺畅沟通。个人气质有的是与生俱来的,有的需要靠后天培养,通过刻意练体型、多读书、提高修养等都可以培养更好的气质。好的文化修养对于个人内在形象来说非常重要,文化修养是从小培养和累积的,跟个人成长环境和个人经历有着直接关系,多读书特别是读经典书籍,多关注新闻时事,多增加社会阅历,以及和文化修养高的人做朋友,这样更有助于培养自己的文化修养,毕竟"近朱者赤,近墨者黑"的道理我们都懂,同时,可以多参加一些文体活动来培养自己的气质形象,让人一眼看到你就能联想到"清新脱俗""端庄大气""温文尔雅"等美好语汇。

总之,作为美的设计者和传播者,医美咨询师首先应具备良好的职业形象和丰富的专业知识。这样,才能获得求美者的信任和好感,才能满足越来越理智和精明的求美者对其专业性的认可。

医美咨询师从事的工作是服务行业,每天都要与各种各样的顾客打交道,良好的沟通能让求美者如沐春风;同时,人际关系问题处理得好,能促进服务质量和管理水平的提高,也让医美咨询师在工作中获得心理上的满足。相反,人际关系处理得不好,就会给医美咨询师带来无穷无尽的烦恼,也会处处让求美者感到难堪。

医美咨询师懂得销售技巧,不但能帮助顾客解决难题,而且还能帮助美容机构创造突出的业绩。拥有积极心态的咨询师富有责任和爱心,他们乐观、向上、充满自信,是美容机构的宝贵财富。

三、医学美容咨询师礼仪塑造

礼仪是在人际交往中,以一定的、约定俗成的程序方式来表现律己敬人,涉及穿着、交往、沟通、情商等内容。礼仪也可以说是一个人内在的修养和素质的外在表现。礼仪,是中国古代文化的精髓,对中国社会历史发展有着广泛深远的影响。知书达礼,待人以礼,应该是当代人的一个基本素养。良好的礼仪,不仅可以展示我们医学美容咨询师的风采,而且能获得他人的尊重,促使走向成功。

(一)介绍礼仪

在做介绍的过程中,医美咨询师要态度热情、举止大方,整个介绍过程应面带微笑。一般情况下,介绍时,应当保持站立姿势,让顾客先入座,最后自己落座。为他人做介绍时,应先把男士介绍给女士,先把年轻者介绍给年长者,先把主人介绍给客人,应遵循"让女士、年长者、客人先知"的原则。

(二)握手礼仪

握手是沟通思想、交流感情、增进友谊的一种方式。握手时应注意不用湿手或者脏手,不戴手套和墨镜,不交叉握手,不摇晃或推拉,不坐着与人握手。握手的顺序一般讲究"尊者决定",即等女士、长辈、已婚者、职位高者伸出手之后,男士、晚辈、未婚者、职位低者方可伸手去呼应。平辈之间,应主动握手,男士同女士握手时,一般只轻轻握对方的手指部分,不宜握得太紧太久。医美咨询师,每天跟求美者打交道,尤其女性求美者比较多,对于握手可结合环境及医院情况来具体操作。

(三)名片礼仪

在社交场合,名片是自我介绍的简便方式,是一个人身份的象征,当前已成为人们社交活动的重要工具。递送时应该将名片正面朝上,双手奉上。在尚未弄清对方身份时不应该急于递送名片,更不要将名片视同传单随便散发。与多人交换名片时,应依照职位高低或由近及远的顺序依次进行,接受名片时应起身,面带微笑,注视着对方说"谢谢"并阅读名片,然后回敬一张本人的名片,接过别人的名片应该放在西服左胸的口袋或者名片夹里,以示尊重。

(四)电话礼仪

接打电话时宜声音响亮,使用礼貌用语,语调欢快,向求美者打招呼:"您好,我是××医院的医美咨询师××,请问有什么可以帮到您?"或"您需要我帮您做什么?"求美者提问时,不宜打断,让其把话说完,再礼貌得体回应。

(曾小平)

第四节　服务礼仪的基本规范

一、电话咨询的基本礼仪

接听电话也是一门学问。虽然你看不到和你通话的人,也要抱着"对方看着我"的心态去对待他们。作为咨询接待人员,接电话时应牢记"我代表单位形象",态度应该是有礼貌的,声音是适中的、清晰的、柔和的。并且打电话时的姿势对方也能够"听"得出来,如果打电话的时候,躺在椅子上,对方听的声音就是懒散的,无精打采的;若坐姿端正,所发出的声音会充满活力。因此,接打电话时,要时刻注意自己的语调、姿态和心情,需要把全部的注意力投入在打电话中。

二、来访接待的基本礼仪

接待是服务机构员工的一项日常性的工作,接待来访者的一个基本原则就是"让来访者满意"。如何令来访者满意,需要我们从礼仪着手,加强自身修养,以良好的精神面貌、恰当的礼仪规范来面对来访者。来访接待的礼仪表现直接关系到企业形象,所以,接待来访者的礼仪历来都受到重视。接待的礼仪包括如下内容。

1. 热情迎接　以愉快的心情向来访者打招呼,起身握手相迎,对上级、长者、客户来访,要起身上前迎候,对于不是第一次见面的同事、员工,可以不起身。

2. 周到接待　不能让来访者坐冷板凳。如果自己有事暂不能接待来访者,要安排助理或相关人员接待来访者,不能冷落了来访者。如果你正在接听咨询电话,有顾客来访,原则上应该先接待来访者。应示意顾客落座稍等,并尽快向通话中的对方致歉,得到允许后挂断电话,热情接待来访顾客。

3. 耐心倾听　认真倾听来访者的叙述。来访者都是有事而来,因此要尽量让来访者把话说完,认真倾听。

4. 记录在案　对来访者的意见和观点不要轻率表态,应思考后再做回复;对一时不能作答的,约定一个时间后再联系。

5. 做出反应　对能够马上答复的或立即可办理的事,应当场答复,尽快解决,不要让来访者等待,或再次来访。

6. 避免中断　正在接待来访者时,有电话打来或有新的来访者,应让助理或他人接待,以避免中断正在进行的接待。

7. 礼貌拒绝 对来访者的无理要求,应有礼貌地拒绝,而不要刺激来访者,使其尴尬。

8. 友情送客 要结束接待时,可以婉言提出,也可用起身等身体语言告诉对方本次接待就此结束。

三、医学美容手术前的工作礼仪

大多数求美者在整形手术前会感到紧张、恐惧,对自己的整形决定和手术效果感到担心,这种情绪上的剧烈波动必然引起求美者机体内环境紊乱,影响到求美者对麻醉和手术的耐受力。因此,咨询接待人员必须在整形手术前做好疏导工作,注意与求美者谈话时的方式、态度,讲究礼仪,使求美者感到亲切,帮助其放松紧张情绪,为手术做好充分准备。

1. 态度温和,稳定情绪 咨询接待人员要态度亲切、温和、平等地同求美者进行沟通,与求美者核实手术名称、方案及特殊要求。针对求美者的顾虑和要求等给予恰当的说明和解释,消除其防御心理,让其保持稳定的情绪,充分做好手术前的心理准备。

2. 恰当解释,合理施护 当求美者对于整形美容表现出过高的期望值时,医美咨询人员要给予恰当的解释和说明,如有需要,可请负责手术的整形美容医生进行解答,不能含糊地回答或夸大美容效果等。

3. 言词委婉,积极鼓励 在术前的疏导中,医美咨询人员应避免提及"疼痛""失败""毁容""死亡"等敏感词汇,应多给予鼓励、正面引导,介绍成功手术案例,帮助求美者树立信心,消除焦虑、恐惧心理,减轻思想负担,使其积极配合手术。

(刘 波 王建军)

实训项目九 咨询师个人礼仪形象

1. 实训目的

(1)掌握咨询师个人礼仪形象的塑造。

(2)掌握如何给求美者留下良好的第一印象。

2. 实训内容

(1)通过妆容、发型、服饰塑造咨询师良好的个人外在形象。

(2)小组模拟练习咨询师礼仪的运用。

3. 实训组织

(1)3~5人一组,根据医美咨询师形象的要求正确得体地塑造个人形象,小组成员扮演前台接待人员,另一个小组推荐一名同学作为求美者,模拟一次前台接待过程。

(2)其余同学仔细观察表演细节,注意接待人员个人形象、行为、言语及表情,找到有积极影响的因素,并记录自己的收获。

(3)讨论:参与者谈谈角色感受,观察的同学谈谈模拟训练的优缺点。

(4)根据医美咨询师的个人礼仪形象要求,对各组的表现进行评价。

4. 评价标准

(1)能正确塑造咨询师的个人外在形象:妆容、发型得体,服饰端庄大方、干净整洁。

(2)接待过程中对求美者能做到主动迎接,微笑服务,问候、称谓得体、礼貌、尊重。

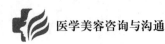

（3）语言清晰、流畅，仪态大方。

（4）求美者对于医美咨询师的第一印象良好。

5. 实训记录 通过训练，自己的收获是什么？

（徐　玲）

实训项目十　咨询师举止礼仪

1. 实训目的

（1）掌握咨询师举止礼仪：站、坐、行、手势、握手。

（2）掌握常用服务用语的运用。

2. 实训内容

（1）小组练习站、坐、行、手势、握手礼仪。

（2）小组模拟练习咨询师常用服务用语。

3. 实训组织

（1）3～5人一组，根据咨询师形象举止的要求练习站、坐、行、手势、握手等举止礼仪。

（2）小组成员扮演咨询师不同岗位的角色（前台接待、现场咨询），模拟练习常用服务用语的正确运用。

（3）其余同学仔细观察表演细节，注意接待人员个人形象、行为、言语及表情，找到有积极影响的因素，并记录自己的收获。

（4）讨论：参与者谈谈角色感受，观察的同学谈谈模拟训练的优缺点。

（5）根据咨询师的个人礼仪形象要求，对各组的表现进行评价。

4. 评价标准

（1）能展示优雅得体、自然大方的咨询师仪态礼仪。

（2）接待过程中咨询师的服务用语运用规范、准确，体现了对求美者的尊重。

（3）语言清晰、流畅，语音、语调、语速适中，普通话标准。

5. 实训记录 通过训练，自己的收获是什么？

（徐　玲）

第十一章　医学美容网电咨询与沟通

第一节　电话网络沟通的作用与礼仪

一、电话沟通

电话是一种比较方便的沟通方式,具有省时、省力、快速沟通等优点。电话沟通属于语言沟通的范畴,在医学美容咨询中有着特殊的作用。咨询人员良好的电话沟通礼仪及技巧既可以赢得求美者对医学美容机构的好感及信任,也可以提升机构的业绩,最终打造机构的良好声誉。

（一）电话沟通的作用

电话沟通往往是求美者对医学美容机构能否留下良好第一印象的关键,其作用如下。

（1）医学美容产品或者技术咨询。

（2）医学美容产品或技术宣传和推广,争取新求美者。

（3）预约服务或取消预约服务。

（4）医学美容服务中对求美者进行全程指导和服务提醒。

（5）回答求美者的问题,解释求美者的疑惑,提供周到的医学美容服务。

（6）调解求美者的投诉纠纷,消除求美者的不满情绪,满足求美者的求美需要。

（二）电话沟通的礼仪

电话咨询时,电话沟通礼仪代表了医学美容机构的对外形象。在电话沟通中勿必给对方留下一个好印象,体现出自己的专业素养和热情的服务态度,增进与求美者的关系,促成医学美容服务的成功预约。电话沟通礼仪如下。

1. 及时接听　一响就接太唐突,三声过后再接显得服务不热情,要把握好"铃声不过三"原则。如果有事没能及时接听,应向来电者致歉:"您好,对不起! 让您久等了!"

2. 接听电话时面带微笑　求美者看不见咨询人员,所以只能通过声音来判断咨询人员对他(她)的态度。接听电话时始终保持微笑,发出的声音才会更有亲和力,能让求美者感觉到咨询人员对他(她)的尊重。

3. 亲切问候,自报家门　亲切热情的问候能迅速拉近电话沟通双方的距离,为进一步沟通打好基础。自报家门可以避免打错电话,节约双方时间。接听后应首先问候对方:"您好! 这里是××整形美容医院,请问有什么可以为您服务?"电话沟通时要注意口齿清晰、声音悦耳。

4. 耐心倾听　在打电话过程中保持周围环境的安静,不要吃零食、喝茶等,不要打断求美者的话,如果确实有必要打断,应向来电者致歉。

5. 妥善处理　要根据自己的职责范围和具体情况,选择正确的处理方式,如直接答复、转告同事、转接电话、准确记录等。

6. 准确记录　按照5W1H的方式,准确记录电话内容,即 when(何时)、where(何地)、who(何人)、what(何事)、why(为什么)、how(如何进行);尽量养成左手接听的习惯,以便右手做记录。

7. 友好道别　确定双方已沟通完毕并记录清楚后,友好地与求美者道别。

8. 后挂电话　让对方先挂电话,然后再挂断自己的电话,挂电话时要轻放。

(三)电话沟通的技巧

为了更好地获得求美者对医学美容机构的好感与信赖,进一步开展医学美容服务项目,良好的电话沟通技巧显得尤为重要。一次失败的电话沟通会让求美者对医学美容机构产生误会和不信任,直接影响到机构的声誉,制约医学美容服务业务的拓展。因此咨询人员应该掌握以下电话沟通的技巧。

1. 电话沟通的语言技巧　电话沟通时要语气诚恳,声调柔和。回答问题要迅速,表明对业务的熟悉程度和体现专业性。如果说话犹豫,会让对方对你的信心打折;如果无法立即回答,必须礼貌地请求美者稍等片刻。

2. 第一时间询问对方的姓名　要第一时间询问求美者的姓名,并且在后面的电话沟通中多称呼几次对方的姓氏并采用礼貌的称谓。这样可以拉近彼此的距离,让对方感觉更亲切,更愿意倾诉内心的真实想法,从而更容易获得真实的求美需求。

3. 多提供机构的良好信息　如介绍机构的优秀专业团队、优势医美项目和近期的优惠活动等,让求美者有所比较,吸引求美者产生进一步了解的想法,甚至考虑实施医学美容服务项目。

4. 针对求美者的需要提供信息　通过沟通了解求美者的需求,有针对性地提供一些适合的服务项目,让求美者感觉到咨询人员关心他(她)的需求和想法,这些项目都是针对他(她)的特殊需要所设计,而不是盲目推荐的,从而增加求美者的信任。

5. 介绍价格的技巧　假设有求美者打电话询问医学美容服务项目的价格,不应仅止于告诉他(她)价格。求美者了解价格,其目的是想了解项目的性价比。回答时应告知价格与求美者所选项目的实施难度、项目实施人的专业级别及使用的相关产品品质有关,具体价格必须预约专家面诊才能确定。这样一来避免了价格询问的尴尬,二来也为预约面诊制造了机会。

6. 预约面诊的技巧　由于电话咨询的局限性,通常情况下咨询人员与求美者并不能在电话里确认医学美容的具体方案,所以预约面诊是电话沟通的重要目标。常用预约用语如下:"虽然隆鼻是一个比较常见的手术,但由于个体之间存在很大差异,您还是需要到医院进行准确设计。""在电话里,看不到您的实际情况,不能随便给您确定美容设计方案,您必须要到医院找专家进行详细的咨询和设计。专家平时都比较忙,先帮您预约好吗?您的预约号是×××。"预约面诊时尽量提供一个比较近的预约时间,如本周末,避免求美者流失,还可以通过促销活动或者专家坐诊等吸引求美者前来面诊。如果对方认为不适合,不妨问他(她)何时可以。如果对方实在不想到医学美容机构来,而你却认为他(她)有可能成为你的顾客,你可以要求他(她)留下详细的资料,包括姓名、地址、电话等,加对方微信,告知将来有促销或特殊活动时可以第一时间通知他(她)。

7. 认真完成电话记录　将求美者来电的所有资料准确、详细地记录在卡片上或记录册上,重要信息如姓名、电话号码应反复核实。如果求美者真的上门或再打电话来,就可以提前有所准备。

二、网络沟通

网络沟通是目前最常用的沟通方式,指通过基于信息技术(IT)的计算机网络来实现信息沟通的活动,即通过 internet,在虚拟的世界,运用文字、图片、声音、视频等多种形式,咨询人员与求美者之间进行医学美容的交流与沟通。除了 QQ、微信等即时在线沟通外,还可以通过公众号、朋友圈、电子邮箱等进行沟通。网络沟通具有快速、便捷、私密、信息量大等特点。

(一) 网络沟通的作用

互联网作为开放的网络平台,人人都可以依托其开展网络上的沟通与交流。网络沟通已经逐渐成为医美咨询环节中重要的沟通渠道,对于拓展医学美容机构的服务起着至关重要的作用。

(1) 通过网络平台接待求美者并简要解答求美者有关医学美容方面的咨询。

(2) 利用网络工具(如 QQ、微信等)开展医学美容服务项目宣传,利用医学美容专业知识为求美者梳理求美思路,向求美者介绍和推荐本机构服务项目,开发和维护求美者的信息资源。

(3) 通过网络为求美者进行预约服务。

(4) 建立网络信息库,记录求美者的咨询量、提出的求美问题,收集求美者的基本信息等。

(5) 根据求美者的信息反馈,改进并完善网络咨询服务。

(二) 网络沟通的礼仪

由于网络世界是一个虚拟的世界,难以判断对方信息的真实性,也无法通过声音和外在形象塑造良好的第一印象,因此与求美者进行网络沟通时很难获得他(她)的信任。网络沟通也要遵守一定的礼仪和原则,让求美者感受到被尊重,取得他(她)的信任,从而进一步实现成功预约面诊。

1. 尊重求美者隐私　网络沟通时求美者一般不愿公开自己的真实姓名、地址、电话号码等个人信息。所以,对于已知的个人信息,应注意保密。同时,不能擅自将聊天记录公开。

2. 认真及时回复留言　网络沟通往往信息量巨大,但是应及时回复求美者的留言,并且要针对求美者的疑问进行专业的解答,避免答非所问,让他(她)感受到咨询人员的热情和专业性。如果需要对方等待,应告知原因,取得其谅解。

3. 注意运用礼貌称呼和表情包　网络沟通时礼貌的称呼可以体现对求美者的尊重,如××女士、××先生。其次,可以运用一些表情包,如笑脸、鲜花、爱心等,在书面文字的基础上表达自己的情感和态度,往往可以获得对方的好感,避免不必要的误会。

4. 让求美者先下线　如果求美者长时间不留言,可以询问一下对方是否在线。等确定对方离线后才能离开,不要先行离开。

5. 避免信息错误　留言时应再三确认文字信息无误再发送。

(三) 网络沟通的技巧

网络沟通有别于面对面的交流,掌握好沟通技巧才能充分发挥网络沟通的优势,实现网络上成功为求美者预约医学美容服务项目。

1. 循序渐进,做好铺垫 网络咨询过程中要有耐心和亲和力,要让求美者感觉到咨询人员是在为他(她)真正地解决求美问题,咨询过程要循序渐进,不要急于推荐项目,要有一个说服的过程。要进行简明而详细的询问,更多了解求美者的一些性格特征及咨询目的,逐渐掌握其求美需求。实时做好铺垫,最后再诚恳地给出求美者下一步的美容建议,这样才容易得到求美者的信任。

2. 把握获取联系方式的时机 不要在一开始就频繁向求美者索要联系方式,这样会引起对方的反感,导致沟通无法继续。等求美者已经开始信任并有意愿继续沟通时,可以借助一些理由,如需要了解求美者的局部照片进行美学设计,或者加微信好友做一些美容知识科普等,进一步获取其联系方式。否则即使得到对方的信息,也有可能是虚假的。

3. 合理运用答题模块 网络沟通信息量大,要及时回复每个求美者的信息确实很难,快捷方式的应用在网络咨询中是十分常见的,其特点是事先准备好各种答题模块,回答时挑选相关题目,经粘贴及简单修改即可成为较为专业的回复,既方便又快速。但是快捷方式的内容不宜过长,对话框要小;如果内容过长,求美者会没有耐心看完,且给求美者的感觉像电脑自动回复似的。沟通时不要频繁使用答题模板,最好用自己简洁且能让求美者明白的语言回复。

4. 把握面诊预约时间 需要在前期与求美者进行充分的沟通,并且了解到对方有进一步考虑实施医学美容项目的意愿时,才能提出预约面诊的建议。要让求美者感到我们是在帮助他(她)解决问题,我们为他(她)进行面诊预约的出发点是在为他(她)考虑,我们只是一个信息的传递者,不是强制性的预约。对于比较慎重的求美者可以这样进行预约:"您需要改善的部位虽然不需要大手术,但从专业的角度来讲,建议您最好术前找专业的咨询医生(需预约)看一下,先做一个全面的咨询设计方案,毕竟网上咨询是有局限的,手术一定要慎重,您觉得呢?"

5. 突出自身优势 有时候求美者已经咨询过其他机构,或者事先对相关医学美容项目及其价格有所了解,因此在网络沟通时可以实时推介本机构的优势项目、突出专家团队,让对方通过比较认可机构的实力,确定自己的选择。

三、技巧用语示范

关于治疗需要花多少钱?

首先应该明确病情是治疗的前提,确定一个最好的治疗方案后才会有明确的费用。如:"我们一贯要求临床专家采取最经济有效的治疗方法,让求美者少花钱治好病,这是我院体现以人为本的最高目标和要求,请放心诊疗。""费用是由于个体差异来决定的。"若求美者一直纠缠问治疗的费用,如何回答? 技巧如下。

(1) 不能直来直去,求美者问什么就回答什么。

(2) 一定要将本院的优势、特色讲出来。

(3) 最好是通过举例的方式把大概价格说出来(让求美者感觉本院经常接诊治疗类似求美者,经验丰富且价格比较公道)。

(4) 大部分求美者都会从技术和价格上去比较美容机构,因此,我们在回答完价格的同时,要使用算账技巧,把结论"实际便宜多了"告诉求美者。不要等求美者说出了"这么贵"才去做比较。有很多求美者听完价格就会直接离开,这时连解释的机会都没有了。

四、提高求美者质量的技巧

（1）求美者没有压力，我们要施加压力；求美者压力很大，我们要缓解压力；在求美者对自己美容需求不重视的情况下，我们要适当告知美容需求的重要和不治疗的后果。

（2）不能以网上预约后有优惠来吸引求美者，因为这如同打广告，说来美容机构消费有优惠，第一，冲着优惠来就诊的求美者往往质量不高，不利于医生的发挥。第二，有的求美者会认为我们在以优惠为由吸引他们就诊，我们是有目的的，或者认为成天打折的美容机构不正规、不可信。

（3）度的把握：有时跟求美者讲得越多越不预约，有时刚聊不久，一提预约就成功了，所以在网上不能将求美者病情分析得太透彻、太全面，那样让求美者了解太多后反而难以吸引其来院，应该给求美者留一点悬念，这样他才会有来美容机构的动力。若说很少就提预约往往成功率低，因为求美者会觉得你连他的疑问都没解答就让去美容机构看，功利心强，会聊走求美者。把握好聊天的度，就手到擒来；把握不好聊天的度，就举步维艰。

（4）在同求美者聊到最后还没确定要预约时，我们可将办公室电话留给他，然后问他叫什么名字，是否方便留个电话，若确定哪天来院时，可提前致电，我们就知道是他，好为他安排预约。

（5）我们会在求美者约好的就诊日期前一天下午打电话给他们，提醒他们次日预约就诊的事情和强调就诊流程及乘车路线。在他们之前预约的时候，就提前询问那天那时他们是否方便接电话，以免到时给求美者的工作或生活带来不便。

五、打动求美者的四条原则

（1）权威准确的病情分析，让求美者从对你的信任扩大到对整个美容机构的信任，比单纯的夸大效果来得实际。

（2）以情动人：在对他需求的分析中加入浓浓的人文关怀。求美者的心理本就是很脆弱的，除了正常的感情之外更需要得到别人的同情、理解，甚至是宽容，在这个时候，我们需要用我们的心去感知、温暖他，这样他才像朋友一样和你倾诉，当然更容易接受你的建议！

（3）给予求美者充分的尊重。每个人都有一种自我表现欲，也希望得到他人的肯定和赞赏。求美者也是一样的，我们在交谈的过程中如有机会的话也应该及时给予对方肯定和鼓励。

（4）以利诱人：每个人都不希望自己吃亏，求美者在咨询的过程也是这样的，在最后成交的关头抛出一定的利益引诱，可以更加坚定求美者来就诊的意识，减少流失率。

六、交谈中应注意的事项

（1）要先说能解决的问题，然后再解决容易引起争论的问题。

（2）如果有多个消息告诉求美者，应先介绍令求美者喜悦的好消息，再说其他的。例如，先说良好的效果、优质的服务、我们的优势，最后再涉及费用问题。很多人从一开始就会问费用，我们可通过先了解病情来分散他的注意力，然后将美容机构的优势向求美者说明，最后再说明他关注的费用问题。

（3）谈话内容太长时，为了引起求美者的注意，应把关键内容放在结尾，或放在开头。最后把我们重要的问题再重复一次。

（4）最好用求美者的语言和思维来和他交谈,因为每个人都倾向于喜欢和自己相似的人,愿意接受和自己相近的思维方式,这就需要我们在交谈中去摸索他的性格和想法,和他成为朋友,这样就更容易走入他的内心世界。

（5）保持商量的口吻,避免用命令或乞求语气。这是人性的共性。求美者希望得到医生的足够尊重。

（6）咨询人员的禁忌行为:

①急于预约:欲速则不达的道理人人皆知,求美者既然先通过网络或电话咨询,肯定是想先解决心理上的困惑,然后是治疗和诊断上的问题,有了满意的答复后才有就医的愿望。因此在没有取得双向的意向前,盲目要求求美者预约是达不到效果的。可以采取一些侧面方式,如推荐专家预约。

②急于提问:咨询初期,在双方关系还没有达到完全融洽之前不要急于将咨询方式转化为主动方式,这往往会让求美者觉得和你没有共同语言。草率是医生最忌讳的做法。所以利用短暂的时间听求美者的倾述与被动-主动的咨询关系并不相冲突。

③就事论事:如果长期被求美者牵着鼻子走肯定是不符合咨询师职业要求的,如果已经出现了一问一答式原地打转的咨询情况,证明这种咨询方法是行不通的。在经过短暂的聆听后,咨询师应该及时提出问题,让求美者围绕咨询师的思路进行有效的问与答。此外,咨询师对于自己的咨询工作如果是做一天和尚撞一天钟,工作没有总结,就肯定没有进步。

七、咨询失败的原因

（1）你不够自信。

（2）你对自己咨询的项目不自信。

（3）没有制订并实现目标,没有做出详细的咨询计划。

（4）比较懒惰且对咨询工作准备不足。作为一名咨询师,如果不能自我激励和充分准备,你就永远超越不了自己。如果你不做任何前期的准备,你就永远没有成功的可能。

（5）不懂得如何接受拒绝。很多时候别人并不是在拒绝你,而是拒绝你所阐述的内容。即使是拒绝你,那也是正常的。

（6）没有掌握充足的专业知识。对于任何咨询,你只有拥有丰富的专业知识储备之后,才能将精力放在谈话上。

（7）没有学会遵守咨询中的基本法则。简单点,每天去学点新东西吧！也就是多看网站、多听专家讲座、多积极参加部门讨论。

（8）不能充分了解求美者,无法满足他们的需求。

不懂得倾听和提问(开放式和引导式)的咨询是无法真正去发现求美者需求的,引导是通过提问进行的,问对问题可以取得求美者很大的信任。一味地讲医疗项目、美容机构和医生是不能让顾客完全接受的。咨询是一个发问的过程,引导求美者思考的过程,是一步一步引导顾客做决定的过程,一步一步让顾客说"Yes"的过程,而不是一味地讲解。要记住,要不断地问,问出顾客的需求,问出消费理由。这样才是有效的咨询。

（9）不能随机应变。应对变化是咨询工作的一大核心。有时候是项目的变化,有时候是市场的变化,有时候是技巧的变化。既然唯一可以确定的东西就是不确定,那就想办法跟上变化吧！

（10）没有遵守原则。好好思考咨询该有的原则,可能会让你事倍功半。

（11）没有团队精神。咨询永远不是一个人在战斗，而是一群人在战斗。你必须和你的同事先组成团队，这样才能和求美者成为伙伴。

（12）过于拜金。有的咨询师将提成作为咨询的唯一目的，从不考虑能为求美者提供什么帮助。

（13）没有遵守诺言或过度承诺。这一点对你和你的美容机构来讲都将是一场灾难，而且你将无法弥补。千万不要犯这样的错误，失去诚信的咨询师会破坏前期建立的所有关系而最终引发纠纷。

（14）没有建立长期关系。如果将钱看作是工作的唯一动力，只顾多拿提成，你会变得无法真诚起来，懒于服务，最终走向失败。

（15）没有认识到勤奋可以为工作带来好运。看看你身边那些你觉得幸运的人吧，有哪一个不是通过勤奋取得了今天的成果？

（16）为自己的错误经常责备他人。勇于承担责任有助于最后获得成功，任何事情都是如此。

（17）缺乏耐心。记住，多数求美者是在拜访十次以后同意进行美容的。你服务的求美者拜访你有十次吗？你服务的求美者在拜访你几次后就放弃了？

（18）没有建立并保持积极的态度。

八、求美者咨询中关心的问题

求美者在咨询中首先关心的问题应该是美丽受到威胁、美容需求得不到满足、不良后果等。若问题较大或客服回复切中要害，求美者往往会有较强的就诊意识，并对以下几个方面比较敏感。

（1）医疗质量（30.1%）：技术水准、专家实力、治疗效果。咨询师可列举成功病例，拿出收到的锦旗、感谢信等给求美者看，增强他们的信心。

（2）医疗服务（26.8%）：全程导诊，微笑服务，一医一患一室，尊重隐私。

（3）医疗价格（18.4%）：限价、包干价、平价，优惠活动，基金爱心工程。

（4）美容机构实力和风险承受能力。

求美者通过网上咨询想得到什么（或动机、目的是什么）？

①想问一些问题，了解他想了解的一些信息，如美容需求、美容机构地址、就诊流程等。

②想诉说，将心里的话说出来，想将和美容需求，美丽、治疗、婚姻或青春期等有关的烦恼、惆怅说出来，希望得到慰藉、指引。

③想将心里的紧张情绪消除掉；因对美容需求、症状，手术、治疗情况不够了解，感到紧张害怕，希望得到安慰和专业客观的答复。

④落实对美容机构的感受，确定是否来院就诊。通过咨询，即可对美容机构形象、技术实力、服务态度等做出评价。所以，客服的态度和技能至关重要！

⑤过路客，只是随便问问。但客服不能随便回答！一律应认真对待。

九、对咨询师的培训

（1）邀请科主任或医生对咨询师的疑难问题做解答及指导，之后将所讲内容整理成资料发放给大家。

（2）定期召开网络回复技巧交流讨论会，集思广益，取长补短。

（3）定期组织部门人员听电话录音，讨论解答技巧。

（4）不定期邀请科主任或医生和其他部门人员一起听咨询电话录音，现场点评指导。

（5）隔月安排一次部门人员的考试，了解其业务掌握情况。

（6）要求每周写工作总结，及时解决所提问题，把握部门人员的工作进展情况。

（7）不定期地安排人员拨打外院电话和上网进行咨询，一方面可以了解求美者的心态，另一方面可以学习外院讲得好的地方。

十、咨询程序注意事项

1. 开场白 标准用语为"您好"，××整形美容机构紧随其后的标准语言是："有什么可以帮助您的？请讲。"每次咨询都应该有这样的标准用语，每一个咨询客服都应该养成这个习惯。

2. 称呼对方 标准用语为"怎么称呼您呢？"亲切自然地称呼对方，是一个很快让对方觉得与你很熟悉的方法。可以礼貌地说："不好意思打断您，怎么称呼您？（您贵姓？）"当对方回答后，应立即热情回应："×先生""×哥""×师傅"，并且在后面的沟通过程中反复使用。这会让求美者很快地产生对美容机构的信任感。称呼名称的方法可以依照当地或本人的习惯。

3. 多听多问 一定要清楚求美者究竟要了解的问题，这样你才能准确地回答。因此，必须认真地听，并且尽可能地让对方多说话。也可主动引导对方讲话，尽可能掌握求美者更多的资料和真正需求，如："您是在为自己咨询呢，还是帮朋友咨询？""您有了解过吗？""您还有什么不明白的吗？""您上次注射后的感受是怎么样？"等。

4. 有力回应 及时回应求美者的话，表示你在认真地听他讲话，会让求美者觉得很受尊重。

举例："哦，我明白您的意思""是的，您的感受我能体会得到""对，你的话很有道理。不过依我们的经验……""我们总是习惯于站在求美者的角度看待美丽问题，因为这样的真实例子太多了，让我们深有感触，如李某、薛某，和您的情况就差不多……还是早检查，早确诊，早治疗，早康复。这样心里也踏实。"并在适当时机，显示你的自信和专业，同时展示本院医疗实力和优势，以及近期来本院就诊的好处等。

5. 结束语 在即将结束咨询时，我们要强化求美者脑中"要去这家美容机构"的信息。常用结束语举例如下。

"王先生，您是准备今天来还是明天来？我还是建议您先检查一下，再下结论"——这是使用销售技巧中的"选择"法。

"哦，李师傅，您住在哪里？知道怎么坐车吗？"——这是使用销售技巧中的假设成立法。

"您好，还有什么疑问吗？"

"感谢您对××整形美容机构的关注和信任。"

"今后如有疑问或美丽需求，可随时联系我们，亦可拨打美丽热线：×××××××××。"

（方丽霖）

第二节 电话咨询的原则与技巧

一、电话咨询的基本原则

医学美容电话咨询是医学美容工作者通过电话将信息传达给求美者的一种方法。一般应遵循以下原则。

（一）商业原则

对于医学美容咨询来说，商业原则、美学原则、医学原则应高度统一，但是具体应用过程中，不同的环节，是有所侧重的。按照广告（或其他途径了解）→电话（或网络）咨询→接待，提供美容咨询→医生（专家）专业咨询这样的程序，电话咨询是医学美容营销的第二个重要的环节。在电话咨询阶段，应该完全贯彻商业化营销的原则，提高咨询者的上门率。

（二）专业化原则

医学美容咨询是一种专业性的咨询，从接电话开始，就应该体现出应具有的专业化。电话接听者不仅要进行商业推销技巧的培训，还要进行专业接待素质的培训。专业化并不是完全使用专业性的语言，而是说话应有一定的分寸，以基本的医学美学原理为基础，否则有损机构的形象，并给医学美容服务带来一些麻烦。

（三）积极主动提问原则

回答顾客的问题应迅速，这也表明了对问题的熟悉程度。通过主动提问，充分了解求美者的需要与客观的情况。例如，求美者要求祛斑，应该首先询问求美者实际的色斑情况，才能提供解决问题的方案。迅速提出问题可以确定求美者的需要，以便针对性地提供有关信息。多提供机构的良好信息，回答咨询最佳的方式是为其提供资料，但并不一定是对方在电话中所需要的资料。当然，你必须回答对方的问题，但是你可以试着不被其限制。

（四）简洁回答问题的原则

医学美容是一类复杂的技术，有些复杂的问题在短时间的电话沟通中是无法阐明清楚的。在这种情况下，一般应该避免通过电话讨论复杂的问题，特别是一些敏感的问题，如手术可能的并发症等。强调上门咨询的重要性。

（五）价格咨询原则

应该尽量避免一开始就讨论价格问题，尽可能先将一些对机构有力的信息，如某些专家亲自手术、效果如何等肯定的信息传递出去。价格指导的咨询应该遵循模糊的原则，给一个最低与最高的范围。

（六）遵循电话礼仪原则

（1）接电话的动作要快，不要怠慢对方。例如，让求美者拿着听筒等你慢吞吞地来接是不礼貌的，也是最让求美者反感的。回答电话要有礼貌，语气诚恳，声调柔和，即便电话铃响的时机不巧（忙或不方便接电话），因为这并不是求美者的错。

（2）你虽然看不见对方，但还是要保持微笑，心情愉快。这样一来，你的声音与语调就会不一样。

（3）了解所在医学美容机构的服务项目，针对求美者需要提供需要的设计。

（4）尽早地询问求美者的姓名，并告诉他你的姓名。假如在电话交流刚开始的一两分钟，你能多称呼几次求美者的姓名，以后就会比较容易记住。

（5）将求美者来电的所有资料记录在卡片上或记录册上，如果求美者上门或再打电话，就可以准备好回答问题。

二、电话咨询的具体流程与操作

1. 拨打电话的礼仪与流程

（1）做好准备：拨打电话应做好充分的准备。通话以前，确认电话号码、通话内容，选择措辞、表情、语气语调和表情。应对谈话内容与目的有所准备，有的放矢，避免词不达意。电话机旁应备有记事簿，以免需要记录时忙乱而耽搁对方的时间。一般左手持听筒，右手拿笔，这样就可以轻松自如地随时记录。打电话时，即使看不见对方，也要当作对方就在眼前，尽可能注意自己的姿势。

确保周围安静。嘈杂环境中，听不清楚对方声音时要说明，并让对方过一会儿再打过来或你打过去。不制造噪音。在公共场合打电话，说话声不要太大，以免影响他人或泄露公务与机密。在开车时间不接电话，在特定场合（如会场、飞机上、加油站等）要关闭电话。

（2）选择时间：通话应选择恰当的时间，若非重要事情、紧急情况，最好别在节假日打扰对方。一般白天应在 8 时以后，假日在 9 时以后，夜间则在 19:30～20:30 之间，以免打扰他人休息。午睡时间不要打电话。国际电话交流则要关注时差，选择对方工作时间打电话比较合适。如果有紧急事件要找对方，则打通电话自报家门后，要向对方说声"对不起"。不要现想现说地"煲电话粥"，打电话前先列提纲。通话时间控制在 3～5 min 为宜，尽量提高通话效率，减少占用时间。

（3）电话接通：向外打电话时应记准电话号码。先拨客户的固定电话，找不到时再拨手机。如果拨错号码，应礼貌地向对方道歉。拨通后，首先应说"你好"，再告诉对方你要找的是谁。

请受话人找人或代转时，应说"劳驾"或"麻烦您"。通话之初，应先做自我介绍，不要让对方觉得他找人或代传是应当的，如"麻烦您找××先生/女士听电话，谢谢！"。如果对方答应找人后，应手持听筒静候，不要在此时离开或做其他的事。对方告诉你要找的人不在时，切不可当即挂断，而应当说："谢谢，打扰了！"或请对方帮助转达："如果可以的话，能不能麻烦您转告……"。若对方答应你的请求，应表示感谢。如果正是你要找的人接电话，应先致以简短的礼貌问候，而后进入正式谈话。当然，要注意询问对方此刻是否方便接听电话，若对方当时不方便接电话，应尽快结束通话，并对打扰到对方表示抱歉，稍后方便的时候再与对方联系。

（4）自我介绍：主动自报单位和姓名，简明扼要地说明打电话的目的，避免"猜一猜"。

（5）正式谈话：

①简单明了、语意清楚。说话时含含糊糊、口齿不清楚，很容易让通话对象感到不耐烦。不要在通话的同时，嘴里含着食物或其他东西。要注意做到简单明了，尽量将语意表达清楚。

②语气平和。不要因为对方身份的改变而改变通话语气，应该自始至终使用亲切平和的声音平等地对待客人。如果客人听到声音发生明显转变，心里很容易产生反感，从而认为打电话的人非常势利、没有教养。

③语速恰当，语调抑扬顿挫，整体流畅。通话过程中要始终注意言谈举止，三思而后言。

说话时速度要适当,要让对方听清楚你说的每一句话,避免说错话。另外,说话的语调尽量做到抑扬顿挫,整体流畅,给人以舒服的感觉。

(6)挂断电话:要结束电话交谈时,一般应当由打电话的一方提出,然后彼此客气地道别,说一声"再见",再挂电话,不可只管自己讲完就挂断电话。

(7)断线重拨:如果在通话过程中突然发生意外情况而导致通话中断,那么就应该按照对方的电话号码迅速重新拨打过去,不要让对方以为是你故意挂断了电话。电话重新接通之后,应该立即向对方致歉,说明断线的原因,从而赢得对方的理解。

2. 转接电话的礼仪与流程

(1)若需要转接,需要预先征得对方的同意,如"不好意思,这个问题我不是很了解。为您转接我们的某某为您详细解答,可以吗?"

(2)莫让对方久等。不要在铃响许久才接电话,也不要在通话过程中让人等待。如果被叫人正在接一个重要电话,难以很快结束,则请对方过一会儿再来电话。若来电找的人不在时,告诉对方不在的缘由(如出差等)。礼貌地询问对方的工作单位、姓名和联系方式。主动询问对方是否需要留言,如需要留言,应详细记录并予以确定,并表示会尽快转达。不要以所找的人不在为理由打发对方,而应该友好地答复:"对不起,他不在,需要我转告什么吗?"不要询问对方与其所找之人的关系,当对方希望转达某事给某人时,不要把此事向他人传播。如果对方不留言,则在对方挂断电话后再挂。

(3)听清楚来电目的。了解清楚来电的目的,有利于对该电话采取合适的处理方式。电话的接听者应该弄清楚本次来电对方的目的是什么,是否可以代为转告,是否一定要所找的人亲自接听,是一般性的电话推销还是重要的电话往来。公司的每个员工都应该积极承担责任,不要因为对方不是找自己就心不在焉。

3. 接听电话的礼仪与流程

(1)电话铃声响起,应尽快去接,一般电话铃响两下就接通电话,拿起话筒后应立即问候"您好",然后说明机构名称和自己的姓名。电话铃响三下以后才接电话,应首先向对方致歉:"您好,对不起,让您久等了。"然后再做自我介绍。如:"您好,这里是××医院,很高兴为您服务。"电话咨询过程中求美者是看不到咨询人员的。咨询人员应语音轻柔,语调呈升调,语速适中,吐词清楚,增强感染力,让人产生沟通的欲望,愿意把话说出来,保证沟通顺畅。咨询人员声音好听,并且待人亲切,会让客户产生亲自来公司拜访的冲动。不要将个人情绪带入工作之中,不要由于个人的声音、态度等因素而影响求美者心情。

(2)应该热情接听求美者的咨询电话,在电话接听中,应避免打断对方的讲话,而且为了表示自己在专心聆听,应视情况用"嗯""是的""对""知道了"等作答。如果没有听清或没听懂对方所讲的话,应真诚地致歉后再请求对方重复,如:"真是不好意思,没听清您的问题,能麻烦您再说一遍吗?"

(3)在电话交谈结束时,应礼貌地询问对方:"请问您还有什么事情吗?"当确认对方已经讲完后,应尽快结束通话,再道一声"再见"。"再见"后还应向求美者致谢:"感谢您的来电,祝您生活愉快!"

(4)接听电话过程中应该始终保持端坐的姿势,尤其不要趴在桌面边缘,这样可以使声音自然、流畅和动听。此外,保持笑脸也能够使客户感受到你的愉悦。

(5)复诵来电要点。电话接听完毕之前,要复诵一遍来电的重要信息(如会面时间、地点、联系电话等),进行核查校对,并做记录,防止记录错误或者偏差而带来的误会。

（6）在打电话和接电话过程中都应该牢记让对方先挂电话。若咨询人员先挂上电话，对方会听到"嘟嘟"的声音而感到很不舒服。因此，在电话即将结束时，应该礼貌地请对方先挂电话。

（7）接到抱怨和投诉电话时，不应与对方争执，并应表示会尽快处理。如不是本部门的责任，应将电话转给相关部门，或告诉来电者该找哪个部门，找谁和怎么找。处理电话抱怨时，以求美者为尊，放下身价，尽心为求美者服务，千万不要在言语上与客户产生争执。应找寻抱怨事由，寻求解决之道。在处理抱怨电话的过程中，要发自内心、真心实意地去为求美者服务，寻求从根本上解决问题的方法。一般情况下，如果求美者反映的问题在自己的职权范围内并自己能够解决，那么就立刻为求美者解决，如果在自身的职权范围内但自己无法解决，则应向上级主管反映，努力向求美者交出满意的答案。因对公司的产品或服务不满意而产生的抱怨的处理方式的选择受求美者意见的影响。在处理电话抱怨的过程中，应该诚恳地询问求美者对问题处理的意见。

三、电话咨询的技巧及注意事项

（一）电话咨询岗位的要求

（1）了解电话咨询规范用语，所在机构的服务项目、价格，手术适应证、禁忌证及专业设备等。简单解答求美者关于美容方面的咨询，为求美者提供专业的美容诊疗的初步建议。

（2）了解所在机构医生的擅长领域、职称、职务、成就等，能结合求美者的需求与医生的特长，积极客观地向求美者介绍机构服务项目和推荐适合的专家，为求美者安排预约。

（3）对所在机构服务项目、服务流程进行准确的介绍和表述，并进行基本信息的采集。建立电话记录，包括详细记录求美者个人基本信息、咨询的项目、问题等。获取求美者的求美动机和基本意向，建立良好的咨询关系。

（4）针对一些有明确目的与意向的求美者进行跟踪访问，以便确定其是否可能会成为潜在消费者。适当开展所在机构技术、设备和产品的合理营销。

（5）通过术后回访，了解求美者对服务质量的评价和建议，并及时向有关部门反映，以便对所在机构服务质量进行改进和完善。

（6）定期汇总电话咨询记录，注意资料存档。根据求美者的信息反馈，改进完善电话咨询服务。

（二）电话咨询的技巧

电话咨询的目的是通过最短的时间让求美者通过对你声音和言语的认可进而认可美容机构，最终来院就诊。其主要技巧如下。

（1）学会换位思考，这就要求我们沉稳、专业、热情并且语速平稳。

（2）言简意赅，点到为止。

（3）掌握主动权，不能被求美者牵着走。

（4）熟悉业务：如各科先进技术、诊疗范围及专家简介等。

（5）有"一线千金"的思想意识，每个电话都是来之不易的，只有珍惜每个电话，才会用心接好每个电话。

（6）善于自我总结。

（三）电话咨询服务工作的注意事项

（1）针对医院推出的各种医学美容项目，应该先准备好关于这些项目的介绍资料，包括治疗方法、优势、收费情况等,当求美者打电话来咨询的时候就能及时、准确地介绍。

(2)收集求美者信息,包括联系方式、了解途径、预约到院时间、咨询日期、姓名、性别、年龄、咨询内容、重点摘要等。

(3)在咨询时不要急于表明自己的态度和评论。电话咨询的最终目的是邀约求美者来院就诊,预约专家进行详细的咨询和设计,以便更有针对性地服务。常用预约用语,如"我不能随便给您确定方案,您最好到医院来找专家面诊,为您设计,先帮您预约好吗?""您的预约号是×××"。

(4)电话咨询记录要包含何时(when)、何人(who)、何地(where)、何事(what)、何故(why)、如何进行(how),即5W1H原则。

(5)结束通话前使用礼貌用语,如:"感谢您的来电,再见!"或"如有什么不清楚的地方,欢迎随时来电!"等,并确认对方挂下电话后再轻挂。

(6)通过询问如"请问您有我院的会员卡吗?需要的话我帮您申请。"等方式留下联系方式,以便回访。

(7)电话维持及控制技巧。电话沟通和交流的维持和控制最重要的是把握主导权,让求美者的思路顺着咨询师的引导环节走。

(8)电话咨询过程中为求美者解答疑问,让求美者感受到医院的专业及权威。同时,也要让求美者感受到咨询师是站在他(她)的角度为其着想,以便取得求美者的好感及信任。

(罗红柳)

第三节 网络咨询的技巧

网络作为一新兴媒体,有着传统媒体所不具备的自主性、随意性,更具备优越性。从2005年至今,美容机构每年对网络咨询的投入费用都以一定量的比率增长。在一线城市里,网络咨询在民营美容机构正发挥着巨大的能量,其创造的价值占到美容机构营业额1/3以上;有的美容机构甚至只靠网络咨询与求美者进行沟通。网络咨询是美容机构的重要前线,是打好这场战斗的先锋将。

一、网络咨询的回复流程

网络咨询的回复流程如图11-1所示。

二、网络咨询的定位

首先我们对于自身的定位应该是咨询师,而非专家或客服。因为如果定位是专家,会促使求美者对你过分依赖,会没完没了地问问题,认为在网上就可以看专家,而不一定要去美容机构。如果定位是客服,会导致求美者认为你的医学专业水平不够,不屑于向你咨询病情,会认为你帮助不了他。所以定位为咨询师最合适。

美容咨询师必须掌握了解的问题如下。

1. 了解美容机构 知己知彼,方能百战不殆,了解对手必先从了解自己入手,美容咨询师卖的是无形产品,如专家、技术、设备、疗法、疗效、环境、服务等,因此必须将以上产品的性

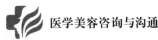

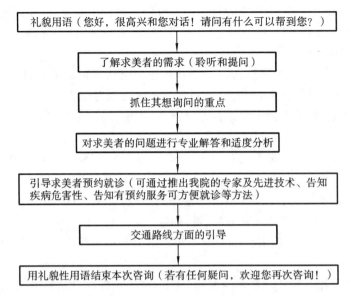

图 11-1　网络咨询的回复流程

能、结构和长处等信息清楚而不冗长地传递给求美者,并且让求美者达到理性认识的程度。

2. 了解美容需求　了解美容需求就是我们的专业内容。前面已经说过需要了解求美者的职业及经济收入,但这里所说的了解求美者的内涵更广,本节说的是了解求美者的心理动态,对美容需求的认识程度及重视程度、就医的愿望、咨询的目的、治疗经过等。

3. 了解对手　请咨询师记住一句话:我们存在的问题都被我们的竞争对手给解决了。了解我们竞争对手的治疗方法与手段甚至接诊医生的特点都是必需的,可为我们寻找突破口找到捷径。

4. 了解自己　你了解自己吗? 不足之处在哪儿? 如何完善? 有没有动力?

三、网络咨询预约的技巧——二十法

技巧是沉淀出来的健谈和灵机一动,也是一个团队理智沟通的氛围体现。美容机构网络咨询很容易成为关于美丽的公益咨询,咨询师一定要把握好咨询的节奏。不刻意断定访客的就诊意向,不放弃每个进入商务流通领域的求美者,因为我们都在咨询领域中探索学习。为了与求美者预约,达到来院目的,应根据不同求美者、不同情况、不同环境,采取不同的预约策略,以掌握主动权,尽快达成预约目的。

（一）直接要求法

（1）"王先生,既然您没有其他意见或者没有什么不太明白的地方,因为我目前对您的情况比较了解,那就由我给您安排对应的专家号,到时专家针对您的情况提出诊疗意见,您做选择性的采纳,这样您也可以专业科学地对待自己的异常情况。"当你提出这样的要求后,要么保持缄默,静待求美者的反应,要么征求一下他的同意,因为进入商务流通领域的求美者是有想法到美容机构进行咨询的。

（2）"不知您什么时候方便,我看能否在您方便的时候帮您预约到××科的专家。"这样较婉转,让求美者觉得你是在帮他,想为他解决问题,而不是求他来你们美容机构消费。同时会让求美者觉得约到你院的专家是很难得的,而不是很随意就能见到的,这样他们才会珍惜

这次预约。

(二)二选一法

咨询人员为求美者提供两种解决问题的方案,无论求美者选择哪一种,都是你想要达成的一种结果。运用这种方法时,尤其是在时间的安排上面,应让求美者避开"您什么时候有空"的提问,而是让求美者回答"明天还是后天"的问题。

(三)总结求美者需求预约法

通过浏览全篇聊天记录,分析求美者最终的需求,如:××美容意愿需要怎么达到? 需要做哪些检查? 是否能够治疗得好? 将求美者与自己达成预约所带来的治疗保障都展示在求美者面前,把求美者关心的事项排序,将美容机构资质、专家资历、技术的特点与求美者的关心点密切地结合起来,总结求美者所有关心的方面,促使求美者最终达成预约。

(四)优惠法

咨询人员通过提供优惠的条件诱导求美者预约的一种方法。在使用这些优惠政策时,咨询人员要注意三点。

(1)让求美者感觉他是特别的,你的优惠只针对他一个人,让求美者感觉到自己很尊贵,很不一般。

(2)千万不要随便给予优惠,否则求美者会提出更进一步的要求,直到触碰你不能接受的底线。

(3)表现出自己的权力有限,需要向上级请示:"对不起,您的经济能力我可以谅解,在我的处理权限内,如果实在有困难,我可以为你申请一下;目前先为您安排专家号,到时来院之后与专家直接沟通一下也是一种方式。"这样求美者的期望值不会太高,即使得不到优惠,他也会感到你已经尽力而为,不会怪你。

(五)预先设定预约法

在求美者提出要求之前,咨询人员就为求美者确定好结果,同时对求美者进行认同和赞赏,使访客按自己的说法去做,如:"这项诊疗技术是给那些下定决心、想要彻底解决某种美容需求,同时提高自己免疫力的人使用的。我相信,您肯定不想再盲目地相信或使用不科学的治疗方案,和接受长期没有效果的治疗方法,以及继续忍受美容需求给您带去的困扰了。"

(六)惜失预约法

利用"怕预约不到"的心理。人对越是难得到的东西,越想得到它,这是人性的弱点。一旦求美者意识到治疗方法、权威专家、美容机构资质是很难得的,那么,他们会立即采取行动。惜失预约法是抓住客户"得之以喜,失之以苦"的心理,通过给访客施加一定的压力来敦促对方及时做出预约的决定。一般可以从这几个方面去做。

(1)限专家号数量:主要类似于"专家看诊人数有限制,需要提前预约"。

(2)限时间:主要是在指定时间内享有优惠。

(3)限服务:主要是在指定的数量内享有更好的服务,例如,提前预约可以提高你的就诊质量,保障你能够很快速地见到针对你情况的专家。

(4)限价格:主要是针对要涨价的商品,这个一般结合美容机构的企划活动,也可以得到一定的效果。

(七)因小失大预约法

因小失大法就是强调求美者不做预约决定是一个很大的错误。通过这种强化"坏结果"

的压力,刺激和迫使客户成交(这样的语言,要根据实际的情况设计,否则会造成求美者直接关闭窗口,而流失一个有效资源)。

(八)步步紧逼预约法

很多求美者在预约之后往往会拖延。他们会说:"我再考虑考虑。""我再想想。""我们商量下。""过几天再说吧。"优秀咨询人员遇到求美者推脱时,会先赞同他们:"选择美容机构就应该像您这么慎重,要先考虑清楚。您对我们美容机构还是很有兴趣的吧,不然您不会花时间去考虑,对吗?"他们只好认可你的观点。

此时,你再紧逼一句:"出于冒昧,我想了解一下您要考虑的是什么,是我们美容机构的资质吗?"对方会说:"哦,你们美容机构不错。"你问他:"那是治疗效果不行?"他说:"哦,不,怎么会呢?"

你用层层逼近的技巧,不断发问,最后让对方说出他所担心的问题。只要能解决求美者的疑问,成交预约也就成为很自然的事。

(九)协助求美者预约法

许多求美者虽然有意来美容机构,但不喜欢预约,他总是提问,在美容需求诊疗方案、治疗的费用、治疗的周期等方面不停地打转。此时,咨询人员就要改变策略,暂时不谈预约的问题,转而热情地帮助求美者进行咨询,一旦求美者满意,你也就获得了一个有效预约(这种求美者就要靠平时的经验积累而进行有效的判断)。

(十)对比预约法

写出正反两方面的意见。这是利用语言技巧比较利弊,促使求美者下决心预约的方法。咨询人员要描述正面预约就诊的理由,也写出不就诊的理由,在咨询人员的设计下,必定就诊理由多于不就诊的理由,这样,就可趁机说服求美者下决心预约。

(十一)循序渐进预约法

邀请求美者先到美容机构来进行几个疗程的基本试用。求美者想要预约,可是又下不了决心时,可建议求美者过来接受专家的咨询,这需要咨询人员对美容机构有信心(在求美者犹豫不决时)。

美容咨询人员:"您先不用着急治疗,可以先来和医生交流一下,医生会根据您的情况建议您做哪些检查,到时候做或不做自己再决定。或者您可以先来和我们治疗过的求美者沟通,了解一下他们的治疗效果怎样。"

(十二)欲擒故纵法

对于一些外地求美者或本身意向不强、非常精明的求美者,可使用此术。求美者心理一般如下:你越拉他,他越不敢来,因为他害怕有陷阱;相反你越推他,他越觉得你没有居心,没有企图,会适当向你靠近,那么你的目的就会逐步达到。有些求美者天生优柔寡断,他虽然对美容机构有兴趣,可是拖拖拉拉,迟迟无法做决定,这时,你故意说现需要办理几个预约手续,比较忙,做出不想继续接待的样子,这种假装告辞的举动,有时会促使求美者下决心预约。

(十三)拜师学艺法

在你费尽口舌、使出各种方法都无效、眼看这个求美者预约不成时,不妨转移话题,不再向求美者推销产品或者提供咨询,而是请教他自己在给予咨询中存在的问题。"我很肯定我们美容机构能为您的美丽带去帮助,可惜我的表达太差劲,没办法表达我真正的意思。要是我能说得清楚一点,您一定可以体会到我们的诚意。如果不介意,请您告诉我您对哪里不清楚,让我现在详细地为您解答一下。"

接着,求美者提出不满意的地方,你可以回答:"我真的没有提到这一点。"你诚恳地道歉,继续说明,解除求美者的疑虑,再进行预约。

(十四)批准预约法

在预约对话的尾声,你要问求美者是否还有尚未澄清的问题或顾虑。假如求美者表示没有其他的问题,你就把挂的号拿出来,说:"如果没有疑虑,我就给您安排个号,您过来看看,更有助于您了解我们医院。"

(十五)预约保留法

在预约即将结束的时候,拿出预约单让求美者填写资料,假如求美者没有制止,就表示他已经决定预约。如果求美者说预约没有时间,你可以说:"没关系,我只是先把挂号单填好,如果您明天有改变,我会把挂号单取消,您会有充分的考虑时间。"

(十六)讲故事预约法

大家都爱听故事。如果求美者想去你的美容机构,又担心你的美容机构某方面有问题,你可以对他说:"先生,我了解您的感受。换成是我,我也会担心这一点。去年有一位王先生,情况和您一样,他也担心这个问题。不过他还是决定先过来我们美容机构,接受检查之后听专家的指导。没过几个星期,他就收到明显的疗效。"通过强调前一位求美者的满意程度,消除求美者的担心。

(十七)换位思考

可以通过在网上以求美者身份向其他美容机构医生咨询来体验作为一名求美者的感受,如"我希望这位医生给我怎样的回答?""我想从医生这里了解什么?""这位医生回复得怎样?"等。美容咨询师在回复的过程中,一定要从求美者的角度出发,抓住求美者的心态。

(十八)热情服务,口碑营销

(1)遇到本院满足不了的美容需求时,可以帮求美者寻找合适的美容机构,而不是冷漠地结束对话。遇到求美者咨询一些保健知识或生活常识时,咨询师也应该适当地回复,而不是不理睬。

(2)在遇到求美者要咨询师评价××美容机构怎样的时候,咨询师不应该诋毁或贬低别的美容机构,从而树立本院在广大求美者心中的良好形象。

(十九)温馨关怀法

因很多求美者的戒备心理较强,担心上当受骗,所以你在回复的过程中会适当加一些温馨提示,让求美者感到被关怀,感到你是在为他们着想,从而不设防。例如,对于身体不佳的求美者,你温馨提醒其多多休息,注意保暖,不要过激运动等,以免加重身体不适。

案例片段:

陈医生在线 01-11 09:30:11

好的,有不清楚的可以再和我们联系。

客人 01-11 09:31:00

嗯,谢谢!

陈医生在线 01-11 09:31:20

要注意休息,注意保暖、不要进行过激运动等。

客人 01-11 09:31:30

哦,好的。

客人 01-11 09:32:30

谢谢,88。

(二十)医生简介法

发医生简介给求美者时,可以将其适当删减或调整,以免篇幅太长导致求美者没有耐心看或没兴趣看,例如,对于本院某医生简历,我们可以将求美者咨询的美容需求放到该医生擅长的美容领域的首位。

举例:王某,副主任医师,曾多次受邀参加亚太地区及国家级医学论坛会,掌握了国际、国内美容前沿诊疗技术,并将这些先进技术应用于临床诊疗工作中,取得了显著的疗效,得到了求美者及医学界同仁的一致好评。尤其擅长重睑成形术等。

补充:快捷回复使用的注意事项。不能太依赖快捷回复,不然回复会缺少个性化,甚至答非所问,但关于医生的介绍、相关技术原理或院址等可以使用快捷回复以提高工作效率,关于一些引导性的话术可以灵活应用。

(张 荣)

实训项目十一 电话咨询实践及模拟训练

1. 实训目的

(1)掌握医学美容电话咨询的流程。

(2)熟悉医学美容电话咨询技巧,提高电话咨询能力。

2. 实训内容

(1)作为求美者,根据自身求美需求进行真实的电话咨询实践。

(2)自行设计医学美容咨询项目,进行电话咨询的情景模拟训练。

(3)通过对比实践与模拟训练,掌握正确的咨询流程,熟悉咨询技巧。

3. 实训步骤

(1)课前每位同学作为求美者,针对自己感兴趣的医学美容项目,电话咨询医学美容机构并进行录音。

(2)课堂上每组选取一位同学的录音进行播放,小组讨论本次电话咨询的技巧和不足。

(3)课堂上进行两人一组的电话咨询模拟训练,然后完善电话咨询脚本。

4. 课后作业 完成电话咨询报告,包括项目介绍、信息表、电话咨询脚本、电话咨询技巧总结等。

(方丽霖)

实训项目十二 分小组进行模拟"网络咨询的基本流程"

1. 实训目的

(1)掌握医学美容网络咨询的流程。

(2)熟悉医学美容网络咨询技巧,提高网络咨询能力。

2. 实训内容

(1)作为求美者,根据自身求美需求进行真实的网络咨询实践。

(2)自行设计医学美容咨询项目,进行网络咨询的情景模拟训练。

(3)通过对比实践与模拟训练,掌握正确的咨询流程,熟悉咨询技巧。

3. 实训步骤

(1)课前每位同学作为求美者,针对自己感兴趣的医学美容项目,网络咨询医学美容机构并进行拍图或截图。

(2)课堂上每组选取一位同学的网络咨询图片进行分析,小组讨论本次网络咨询的技巧和不足。

(3)课堂上进行两人一组的网络咨询模拟训练,然后完善网络咨询脚本。

4. 课后作业 完成网络咨询报告,包括项目介绍、信息表、网络咨询脚本、网络咨询技巧总结等。

(方丽霖)

第十二章　医学美容现场咨询服务与沟通

第一节　前台咨询服务

前台是整形美容机构的重要组成部分,是求美者对整个机构产生第一印象的重要部门。美容机构的前台肩负着接待、咨询、收费、分诊、预约、管理客户档案的重任。

一、前台咨询服务的岗位职责

(1)管理责任区域的环境,保持责任区处于安全、干净、整洁状态,规范摆设物品,并保证齐全。

(2)接待前台咨询的求美者,询问和登记其基本信息,提供围诊疗期简明扼要的医学美容咨询服务。

(3)了解求美者咨询的主要意向,进行导诊与分流。

(4)负责前台服务热线的接听和电话转接,做好来电咨询工作,对重要事项做认真记录并传达给相关人员。

(5)安抚等候区的求美者,协助合理调度,营造良好咨询秩序。

(6)管理求美者的档案,统计每日就诊量。

二、前台咨询服务的岗位要求

(1)要求仪容仪表规范,具备良好的亲和力,具备认真、负责的工作态度和团队合作的精神。

(2)熟练掌握接待礼仪和规范服务用语,接待求美者时要微笑服务、体贴周到,做到主动、热情、迅速,有较强的服务意识。

(3)熟练使用 Word、Excel、PPT 等相关办公软件。

(4)熟练介绍美容机构环境、科室组成、路径、文化、历史等。

(5)了解本机构各部门常规服务项目、设备(产品)、项目价格及优惠政策,方便为求美者提供初步的咨询服务。

(6)了解本机构医生的基本情况及其擅长的项目,进行有效的导诊分流。

(7)有一定的营销能力,能适当开展本机构项目、设备和产品的合理营销。

三、前台咨询服务的工作流程

(1)接待咨询服务:求美者到美容机构时,主动起身,微笑迎接,初次见面还应主动做自我介绍,引领求美者到接待处,安置好求美者,奉上茶水后再进入正式会谈。

（2）问询需求:迅速询问了解求美者此次来访的目的,了解预约情况及就诊情况,拟出求美者需要得到哪方面的帮助。

（3）耐心答疑:针对求美者提出的咨询问题进行初步解答,前台咨询人员要有耐心,并时刻保持微笑。

（4）推荐现场咨询或预约医生面诊:初步咨询完成后,在了解了求美者的基本情况后,向求美者推荐适合其需求的现场咨询师或专业医生,并帮其预约安排门诊时间。

（5）引导顾客体检、缴费。

（6）处理求美者信息。

（7）离院相送:来访的求美者咨询完毕离开医院时,要主动起身相送,附上祝福语,如"感谢您的光临和信赖,祝您生活愉快!"等。

（8）初诊统计与求美者信息处理。

①初诊统计:对初次到院就诊的求美者的基本信息（包括姓名、性别、年龄、联系方式、消费意向）等进行统计。

②信息途径统计:对到院就诊的求美者的来源渠道进行分类统计,一般的渠道包括报纸、电视广告、网络、朋友介绍等。

③填报日报表:每日将上述信息以报表形式填报,方便对机构动向进行分析。

④归类及跟踪计划:将报表归类进行分析,定期对求美者进行跟踪回访。

导医服务标准评估表如表12-1所示,前台咨询服务的工作流程如图12-1所示。

表 12-1 导医服务标准评估表

指标	项目	评估内容	分值	扣分
仪容仪表（19分）	着装（5分）	着工装	1	
		戴发饰	1	
		服装干净平整	2	
		戴工牌	1	
	鞋袜（2分）	黑色单鞋	1	
		肉色丝袜	1	
	化妆（5分）	眉:浓淡适宜	2	
		眼:浓淡适宜	1	
		唇:浓淡适宜	2	
	头发（2分）	长发统一盘起,梳理光洁,不可散落	2	
	首饰（2分）	佩戴规定首饰	1	
		不留长指甲	1	
	仪态（3分）	站姿	1	
		坐姿	1	
		走姿	1	

续表

指标	项 目	评 估 内 容	分值	扣分
日常服务（81分）	微笑（20分）	无微笑	0	
		有时未做到微笑	10	
		保持微笑	20	
	接待（30分）	接待求美者主动起立	5	
		注意与求美者进行眼神交流	5	
		主动询问需求	5	
		使用礼貌用语	5	
		沟通时声音柔和、清晰	3	
		接待过程积极、热情	6	
		不在接待求美者时使用手机	1	
	问候（3分）	与求美者/同事迎面相向时能主动点头致意或礼貌问候	3	
	送客（2分）	使用礼貌用语及话术	2	
	奉茶（5分）	手指在三分之一以下,不碰杯口	1	
		温水,倒八分满	2	
		奉茶后退三步转身	2	
	引导（2分）	手势符合	2	
	电话礼仪（3分）	三声内接听	1	
		礼貌用语符合要求	2	
	递送物件（3分）	双手递送	2	
		使用礼貌用语,符合话术	1	
	随手归位（3分）	保持所负责区域整洁	3	
	关注（10分）	眼勤、手勤,求美者坐下后主动询问茶水需求	3	
		对等待时间较长的求美者能主动致歉,并进行语言安抚	5	
		关注场内,并对站立的求美者能进行主动询问	2	

得分：

评估对象：　　　　　检查人：　　　日期：

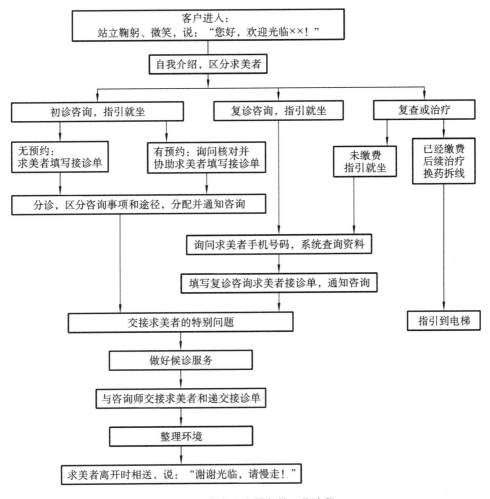

图 12-1 前台咨询服务的工作流程

（吴 明）

第二节 现场咨询服务

一、现场咨询服务的目的

现场咨询服务的目的在于进一步分析求美者的需求，了解和评估求美者的心理状态，通过详细专业的沟通进一步达到诊疗目的与求美者心理预期的平衡统一，制订最合适的诊疗方案并达成诊疗共识，从而提高诊疗服务水平及求美者的满意度。

二、现场咨询师的职责与职能

（一）岗位职责

（1）现场咨询师负责为通过各种途径来咨询的求美者提供专业的诊疗咨询服务。

（2）现场咨询师负责为求美者解决疑惑，在协助办理诊疗手续的同时，有义务推介医院优势及医院品牌。

（3）现场咨询师负责通过专业知识、服务技能技巧、热情温馨的服务等多种方式留住求美者，以便在当天填写"专家预约单"，缴纳诊疗定金和手术全额经费。

（4）现场咨询师在为求美者设计诊断方案前，需与坐诊医生或特诊医生充分沟通求美者情况，避免手术或诊疗方案差异过大导致求美者退款的情形。

（5）现场咨询师为更好地开展本职工作，需充分向专家或医生学习手术方法及手术特点方面的知识，学习掌握行内最新热门整形美容新技术知识。

（6）现场咨询师需要随时掌握并搜集当地同行开展的项目、收费价格、医院优惠活动、特邀专家等信息，并及时向医院企划部提交搜集信息，便于医院灵活制订应对措施。

（7）现场咨询师需配合网络咨询、电话咨询做好求美者的前期沟通，避免网络咨询、电话咨询与现场咨询传给求美者的信息不吻合或相差甚远。

（8）现场咨询师需要充分熟悉本院整形服务特色，并随时应用于工作中，以饱满的热情、周到的服务、耐心的工作作风、细致的工作方法，维护医院特色服务形象。

（9）现场咨询师需有大集体的主人翁意识，配合医院其他各部门，完成相关工作，不得以"不属于本部门本岗位工作范畴"而拒绝执行相关工作。

（二）岗位职能

（1）掌握人体美学基础知识及绘画基础，熟悉医学美容心理咨询方法，有一定的美学观察能力，提供可视化咨询。

（2）能运用心理测量工具或知识对求美者做出初步心理判断和有效的心理干预。

（3）根据求美者综合评估情况，将本机构医学美容技术进行有机组合，提出初步分析意见和预设方案建议。

（4）对完成治疗的求美者提供专业的护理常识、康复指导、心理疏导咨询及心理干预。

三、现场咨询求美者需求分析

（一）求美者的需求

求美者的需求是指在一定的时期、一定的条件下，求美者由于主观愿望或客观现实等因素的影响，而表现出为解决自身美容问题而寻求治疗方法的要求。这种需求总体上是一个以需要为基础的心理现象，但同时也不仅仅是一个心理现象，它同时受诸多客观因素的影响，会偏重于客观基础或主观想象两个方面，比如幸福感和物质化的对等关系，不同人就有不同的理解。因此，求美者的需求分为主观需求和客观需求两种形式。

1. 求美者的主观需求　求美者根据自己的推理和想象提出的改变自身某部位容貌或形态的要求，可称为求美者的主观需求。如："我要做双眼皮，我觉得双眼皮比单眼皮漂亮。"有的人在咨询师看来不适合做重睑成形术，但是她自己坚定地认为双眼皮好看，双眼皮适合自己。这在咨询师看来，这种需求相对具有主观性。

2. 求美者的客观需求　求美者对美的需要源于最基本自然形态的客观事实的影响，称为求美者的客观需求。如："我要隆胸，因为我的胸几乎是平的，与一般人不一样""我要减肥，因为我体重严重超标"等，求美者的需求与适应证越符合，他的需求就相对越客观。

求美者的需求不同于普通就医者"有病治病"的需求，其标准相对模糊，既不能完全取决于医生想怎么治疗，也不能完全取决于求美者，而是取决于两者之间沟通的结果。

（二）求美者的需求分类

从表面看，所有求美者的需求都很单纯，都是为了使自己变得更美。但是也有相当数量的人在表面的需求下，潜藏着一些深层的想法，正确判断求美者的需求的类型，才能有效解决其实际需求，否则即使手术很成功，求美者也会对结果不满意。一般需求的类型分为以下几种。

1. 单纯追求美学形态 这是最常见的需求类型。求美者的目的很单纯，只是为了让自己的容貌变得更漂亮，其审美眼光和标准与大众水平一致，是最常见的需求类型。

2. 改变运气 希望通过手术改变五官结构，从而改变其运势。这类需求的人主要有两种，一种是比较迷信的人，她们通常期待通过"隆鼻"而"旺夫"。另一类人就是痴迷于面相学，认为人的五官在很大程度上决定了一个人的命运，改变了五官也就改变了命运。

3. 婚姻需求 最常见的例子是一些中年妇女的家庭出现危机，第三者是一位比自己年轻的女子，当事人便将家庭出现危机归因于自己的容貌，试图通过美容手术改变自己的外貌，从而挽救濒临破裂的婚姻和家庭。如果在接受了美容手术之后，家庭危机得到化解，受术者自然满意，但是一旦婚姻失败，即使手术很成功，受术者也会对结果不满意。婚姻需求中还有一种情况，就是择偶时对容貌或形体的改善需求，包括常见的隆鼻术、重睑成形术等，也包括隆胸、处女膜修补等手术。

4. 求职需求 人的外在形象和气质是很多职业入门的第一标准。很多即将毕业的大学生希望在求职以前改变自己的容貌，以获得一份理想的工作。有很大一部分人，在高考结束、上大学前就实施了美容手术，也是为了让自己的容貌能够使未来的求职和婚恋变得更加顺利。

5. 兴趣需求 这类求美者自身容貌并没有缺陷，也不希望通过美容手术解决什么问题，只是作为一种兴趣和爱好，这类人以90后的年轻女孩为多，她们更追求个性、追求兴趣，正如麦当劳的一句广告词——"我就喜欢"。

6. 性别需求 传统观念为"男人欣赏，女人被欣赏"，因此有"郎才女貌"的思想。男子要阳刚、女子要阴柔。这些中国的传统观念使得那些不受传统眼光所欣赏的一类人需要进行美容手术。另外，也有一类求美者因为自身的性别与性倾向之间产生了矛盾，希望通过变性手术改变自己的性别。

7. 职业需求 有一部分特殊职业的人群，希望通过美容手术让自己更加有魅力，更加吸引异性，求美需求非常直接，主要以隆胸等手术为多。

8. 年龄需求 "年轻十岁不是梦！"很多广告宣传培养了一部分的美容需求，即年龄需求模式。求美者希望通过美容手术使自己看起来更年轻，恢复到自己年轻时的容貌。

9. 特殊需求 有部分求美者对美容手术有着特殊的需求，例如，一些犯罪分子，为了逃脱追捕而进行美容手术，以此改变自身容貌，逃脱法律的制裁，咨询师在咨询时应该注意鉴别。

四、现场咨询考核标准

现场咨询考核标准见表12-2。

表 12-2　现场咨询考核标准

项目	具 体 要 求	分值
岗位规范	(1) 仪容仪表规范:标准发饰、面妆、服饰	5
	(2) 行为规范:标准身体语言	5
	(3) 语言规范:标准话术	5
	(4) 物品规范:使用物品摆放标准	5
	(5) 管理规范:求美者档案管理标准	5
	(6) 操作规范:符合工作操作标准	5
求美者工作	(1) 了解求美者,到病房关心手术后求美者	5
	(2) 10:00 前完成前日所有求美者的开单	5
	(3) 接诊求美者	20
	□接诊前系统查询求美者信息	
	□与营销部沟通求美者信息	
	□为求美者设计治疗方案	
	□计算费用,开单	
	□安排后续治疗或者手术(分期办理、办理档案、拍照、术前检查、预约手术时间等)	
	□系统备注(求美者信息、特殊要求、预约手术/未成交回访设置)	
	(4) 与当日复诊复查求美者沟通并给予关心	5
	(5) 回访求美者(对未成交求美者咨询师亲自回访,其他回访可安排咨询助理进行,并检查咨询助理回访情况)	10
	□未成交求美者	
	□预约手术求美者	
	□治疗/手术后求美者	
	(6) 处理不同类型求美者事项	10
	□未成交求美者:回访设置,与营销部沟通配合、后续上门邀约	
	□已经手术求美者:回访、对比术前后照片,下班前再次拜访住院求美者	
	□之前的已成交求美者:分类管理,记录已消费的项目,做好二次开单准备	
	□明日预约手术求美者:电话回访(时间、注意事项、化验结果)	
	□明日预约治疗、复查求美者:调取档案	
团队协作	能够充分发挥团结协作的功能,避免跑单、丢单	10
工作总结	及时做好工作总结	5
总分		100 分

(杨　笑)

第三节 医学美容项目介绍沟通

一、医学美容项目介绍的内容

(一)医院特色介绍

每个医院都有自身的特色,要善于运用语言表达所在机构的特色,对医院在科研学术领域所取得的荣誉、专业特色、医生简介等做相应的宣传,同时将各类荣誉证书放置在显眼处,让求美者看到这些成就,这样可以增强他们的信心,以吸引求美者到院。

(二)开展项目介绍

向求美者介绍医学美容项目时,要针对需求将医院所开展的相关项目做客观、真实、全面的介绍。

(三)医生特长介绍

根据求美者的需求,有针对性地推荐医生,并将他们的学术成就、专业擅长、出诊时间等基本情况做介绍。同时还要介绍他们的成功案例,这样能够激起求美者内心求美的强烈欲望,同时也能够使其认可本院专家的实力和技艺。

(四)医院硬件设施介绍

医学美容项目治疗效果的好坏取决于医疗机构的软硬件条件是否完善,一是与医生的技术水平有关系,二是与医院所拥有的医疗设备、医疗器械有着很大的关系,好的医疗硬件设施能够帮助医生顺利完成手术治疗,能够将医生的技术水平发挥到最大化。故在对求美者进行项目介绍时,一定要介绍本院所有的先进的硬件设施,让求美者增加治疗的信心并对本院放心。

(五)项目费用介绍

医学美容项目的收费根据所用材料、手术方法的不同,定价也不一样。在介绍费用的时候,需根据求美者的经济条件来给求美者推荐项目。不要盲目报价,否则容易让求美者无法接受。

二、医学美容常见项目的介绍

随着医学美容行业的发展,医学美容项目类别众多,加上医学美容类产品种类很多,每一项目不停地更新换代,往往让人眼花缭乱。其中哪一种产品较好? 不同产品的区别在哪里? 如果能将医学美容产品如数家珍般地告诉求美者,无疑会使求美者对你的信赖增加。

(一)美容外科项目简介

1. 眉眼部美容外科项目 常见的有重睑成形术、上睑下垂矫正术、下睑袋修复术、睑外翻修复术、下睑袋修复合并中面部提升术等。

2. 鼻部美容外科项目 有单纯性假体隆鼻术、复杂性鞍鼻修复手术、驼峰鼻矫正术、鹰钩鼻整形术、鼻尖及鼻头综合美容术、鼻尖过高降低术、鼻尖隐裂矫正术、鼻头肥大缩小术、鼻小柱及鼻孔美容术等。近年来多流行鼻部综合整形。

3. 唇部美容外科项目 常见的手术有唇部厚薄整复、唇裂修复、唇缺损整复等。

4. 面部轮廓美容外科项目 面部轮廓美容手术主要分为加法美容手术、减法美容手术、个性美容手术三大类。术前诊断与手术方案的设计应遵循整体和谐美的规律。常见的有下颌角肥大矫正术、颧骨降低美容手术、去颊脂垫和去咬肌手术、隆颏术、颏部和面颊部充填术。

5. 面部年轻化美容外科项目 常见的有面颈部除皱术,包括额部除皱、颞部除皱、中面部除皱、颈部除皱、全面部除皱术等。

6. 乳房美容外科项目

(1) 假体隆乳术:适用于乳房扁平或过小,胸部外观平坦,缺少女性所特有的曲线美及魅力者。

(2) 自体脂肪颗粒注射移植隆乳术:将自身的脂肪颗粒经处理后注入至皮下或者乳腺下间隙,以增大乳房。适用于供区具有足量脂肪的人,所以太瘦的人不宜采用。

(3) 吸脂乳房缩小术:特别适用于术后欲生育的妇女及男性乳房肥大者。

(4) 乳头乳晕美容手术:适用于乳头内陷及乳头乳晕过大者。

(5) 乳房下垂悬吊术:适用于乳房肥大合并下垂者。

7. 形体美容外科项目 去脂减肥多见。常见的方法如下。

(1) 腹部脂肪切除术:适用于腹部脂肪堆积,伴有腹壁皮肤松垂,且感牵坠不适者。

(2) 负压吸脂术:利用较大的负压,特定的吸管、吸头和适当的麻醉药将局部脂肪吸出,适用于全身性或局部性皮下脂肪增多或堆积、身体健康、无感觉性疾病者。

(3) 超声吸脂术:超声波有很强的皮肤穿透性,可以在体外起到乳化脂肪的作用;在有效去除脂肪组织的同时,完好地保留了神经、血管等其他组织结构。

(二) 无创科项目简介

无创科主要项目包含注射除皱、注射填充。最常用的产品是肉毒素类、玻尿酸类、胶原蛋白类、自体脂肪类和非生物材料类。

(1) 玻尿酸是微整形使用率较高的产品之一,效果不错,操作便捷。

(2) 肉毒素类品牌有美国的 BOTOX(保妥适)和国产的衡力,适用于去除动态纹、瘦脸、瘦腿、除腋臭。

(3) 自体脂肪注射填充也是主流,对医生的技术和设备要求较高,随着技术的快速发展,自体脂肪的未来也非常光明。

(4) 线性微整利用提拉作用和力学的平均分配,植入肌肉内可以将松垂的面部组织复位、提紧;同时有一个创伤性修复的作用,使新生的胶原蛋白包裹线体,其张力不会改变,从而达到预防衰老、保持肌肤年轻状态的目的。

(三) 美容皮肤科项目简介

每个爱美的人都想拥有一张水嫩光滑的脸。在生活中,因为很多种原因,自己的皮肤出现了各种不好的情况,人们就会选择各种美容方法去改变现有的问题,如改善肤色、肤泽、肤质。皮肤美容有很多种项目,其中包括物理、化学、生物等方法,其中物理方法最常用,主要有光、声、电的治疗,如使用激光、光子、光动力,射频类,超声类设备等。

三、医学美容常见项目的沟通技巧

在进行项目介绍时,应注意强调医院的优势特色,找出与其他机构的不同点。例如,向一个咨询丰胸的求美者进行项目介绍时可按如下方式展开。

"了解了您刚才介绍的情况,您应该是既想丰胸又想减肥,是吧?我院的自体脂肪丰胸技术最适合您的需求了。它不仅可以丰胸,还能将腰腹部的赘肉去除,真正将体态做美。活体脂肪丰胸技术是我院的特色王牌项目,该技术在国内处于领先地位,我院所做的手术例数在全国是最多的,有很多外地甚至是国外的求美者都慕名而来进行这项手术。可以给您看一些我们做过的真实案例,您看,这些都是通过手术恢复自信的真实写照。使用自体脂肪丰胸技术后的胸部既丰满坚挺,又不失自然,当然它的手感也是其他丰胸方式无法比拟的,术后身体的线条也更加迷人了。这样既能丰胸又能塑身的手术方法,现在越来越受到广大女性的欢迎,所以,相信如果您选择了这个手术,您也可以像这些案例中自信的女人一样光彩照人。我们的自体脂肪丰胸的收费是根据您想做的胸部的大小来决定的,费用从一万到五万。"

(苏碧凤)

第四节　求美者告知与沟通

一、告知的目的及必要性

求美者在医疗上大致有两大权利。

1. 了解医疗的权利　如用药告知、病理结果告知等。

2. 决定医疗的权利　如手术知情同意、检查治疗知情同意、人体试验知情同意等。知情同意指求美者在了解了疾病现状及医疗过程、医疗结果后,决定进行医疗操作,表示同意操作。

两者均基于"自主权""尊重"。医护工作者需告知求美者相关操作(或治疗)内容、部位、形式,求美者需了解有效性、真实性及过程等,同意之后签署知情同意书。

二、沟通告知的流程

沟通告知是非常重要的部分,直接关系到求美者的知情权。有效良好的沟通告知可将术后的不必要纠纷的发生率降到最低。沟通告知应在各项操作之前,在告知的过程当中,我们应注意以下几点。

(1)咨询师应在各项操作前,向求美者讲解其操作的目的和必要性。

(2)操作前向求美者讲解相关操作的程序和注意事项、带来的不适感,使求美者了解带来的不便,取得求美者的配合。

(3)告知时注意语言、行为的规范。

(4)在告知的过程中,阐明医务人员会注意保护求美者隐私,做到关心、耐心、细心。

(5)告知求美者如果操作失败,所采取的预案措施。

(6)求美者了解上述内容后,签字。

告知的流程我们可以总结如下。

问候

（您好,我是您的咨询师×××,很高兴为您服务,接下来我将告知您×操作的相关内容）

↓

介绍过程

（×操作的效果、安全性、材料特性、伤害、维持时间、手术大致过程、术后注意事项等）

↓

提问

（求美者对以上咨询师的介绍有何疑问或其他具体问题）

↓

再次解释

（根据求美者的疑问进行相应解释,表明会注意保护求美者隐私）

↓

结束

（告知具体操作时间、地点,签字等）

三、告知的技巧

在沟通告知中,医务人员具有向求美者解释医疗信息的义务,因此,医务人员或咨询师不仅需要掌握提问的技巧,还需要掌握向求美者告知信息的技巧。在医疗行业中,告知义务的履行与一般谈话不同,并非把信息传达给对方即可。一方面,医务工作者要把真实、全面的信息告诉求美者或其家属;另一方面,要为自己留下一定的回旋余地,保持语言沟通的有利性和灵活性。同时,还应注意避免对求美者产生不利的后果,医务人员或咨询师要完全做到以上要求并非易事。

根据我国相关法律规定,医务人员需将就医的情况如实告知就医者或其家属。医方告知就医者或其家属相关的医疗信息时,一方面要选择恰当的时机与方式;另一方面要讲究语言的艺术和效果,同时注意说话的语气和态度。

技巧一:模糊语言。模糊语言并不是指说话含糊其词,表达模糊不清,而是医务人员根据实际需要,在符合特定要求的前提下,恰当地修饰语言的一种表达技巧。这种形式的表达具有内涵指向明确、语义宽泛含蓄的特点。医务人员使用模糊语言,其目的并不是给自己留下开脱的借口,而是因为在医学领域里,目前的医学发展水平有限,仍存在许多未知的疾病和规律,对不少疾病的研究尚停留于定性认识阶段,很难用精确的数字或词语进行表达。例如,当向患者或其家属说明乳腺癌全切术的预后时,常用“5年存活率大约50％”来描述,而不是告知他们3年、5年或其他具体的数字;在化验报告中常有“未见×××”的检验结论,而不用“有”“没有”来表示。事实上,这不但不影响结论的科学性,相反,正是科学性的体现。而且,在沟通告知中,为了避免对患者产生不利影响,常把“不良”说成“不够满意”,把“无法医治”说成“好得慢些”等。再如,某患者在小手术前问医生:“我这手术做起来有风险吗?”此时,医生不能简单地用“有”或“没有”来回答,因为所有手术都有一定的风险性。如果本来风险性较小,而简单地告知其“有”,就可能会对患者造成较大的心理负担,甚至导致其不敢做手术。但如果因为风险性较小,而简单地告知其“没有”,也不适宜。因为这一方面不符合事实,易麻痹患方的警惕意识;另一方面,当发生不良后果时,可能会给医方带来不利影响。这种情况下,较好的回答是:“手术一般来说是有风险的,但这种手术我们医院经常做,有一定的经验,如果不出现意外情况,手术应当是顺利的。"这不仅反映了实际情况,而且避免了对患者产生不良的影响。

技巧二:委婉表达。在沟通告知中,运用委婉的表达方式与就医者沟通,可以使其听起来顺心,彼此容易接受。如:一天早晨,刘医生对一位正在散步的术后患者张某说:"张先生,您好!今天天气不错,女儿陪着您出来散步,心情不错吧!早饭吃了些什么?"这句话看似平常,但它既可以向患者表达医生的关心,又可以使医生达到了解患者心情、食欲的目的。这比单纯地问"张先生,食欲怎么样?"的效果要好。对于一些心理疾病患者,更不宜使其直面问题本身,须采取旁敲侧击、换位思考的方法,才能使其吐露真言,便于寻找症结所在。再如,某患者由于情志因素导致胃痛,经全面检验后并未发现生理病变,医生便委婉地询问患者:"经我们检查,您的胃痛不像是身体哪儿有问题造成的,有时抑郁、愤怒也会引起胃痛,您想想,有没有类似的情况?"经过医生的委婉引导,患者说出了因与邻里争吵,发生口角后出现胃痛的情况。在此案例中,如果医生直言告知患者:"经检查,您的胃没有器质性病变,可能是由自己生气造成的,注意以后不要生气就行了。"这虽然也同样告知了患者病情,但缺少了对患者的人文关怀,可能会引起患者的不满,甚至患者可能会反问:"你怎么知道我生气了?"从而产生抵触情绪,加重病情。

四、告知服务内容

告知是咨询沟通中一个重要组成部分。

（一）一般告知的主要内容

咨询师需要根据自己的岗位职责履行告知义务,主要内容包括诊断、治疗方法、用药、手术通知、术前注意事项、手术同意书、术后注意事项、预后、不良反应、复查、随访。当求美者拒绝治疗时,还应告知求美者不治疗的风险。除此之外,还要告知求美者来院的行车路线、诊疗流程、贵重物品存放、饮食注意事项、出现各种问题时的联系人等。

（二）具体告知书（如手术同意书）的主要内容

（1）美容外科医生虽尽了最大努力,但由于个人审美观不同和现行医疗水平有限,不一定能满足每位求美者的要求,可能会出现不理想的情况和并发症。

（2）求美者严格遵医嘱（含口头医嘱）治疗后若发现异常,应及时至本院就诊,以便在最佳时间处理。

（3）求美者术后会出现手术部位肿胀,恢复期根据求美者年龄、体质、手术部位和手术类别不同而异。

（4）求美者若存在精神异常、瘢痕增生、肝肾功能异常、心脏病、糖尿病、凝血功能异常或处于月经期等不宜手术的情况,术前应告诉本院,若隐瞒病史,由此出现不良后果,本院不承担责任。

（5）为保存医疗资料和评价效果,求美者美容手术前后必须照相,相片为病历资料,本院有权选作学术交流或资料刊用,但会尽可能维护求美者的隐私权。

（6）给求美者做美容手术采用的各种组织代用品,可能出现排异反应或其他未知的问题,医生与求美者都难以预料,如若发生,则表现为渗液、破溃或其他反应,系求美者体质所致,与手术本身无关,求美者应及时就医,医生会尽快医治和取出假体。

关于第（1）条内容的告知,以重睑成形术及下睑袋整形术为例,说明如下。

手术的性质特点和个体差异决定了手术具有一定的风险和发生各种并发症的风险,对一个美容外科医生来说,可能没有任何一个美容手术比重睑成形术要求更高,这并不是说重睑成形术本身多么复杂,而是要求术后双上睑要有极精确的对称性。下睑袋整形术也是如此。在中国,每年有数万人接受重睑成形术和下睑袋整形术,绝大多数效果良好,但仍有许多求美者由于种种原因认为效果不佳,轻微的效果不良有时可以通过自身调整得以改善,较严重的问题则必须通过手术修复,但无论如何,不良的手术效果都给求美者带来程度不同的痛苦。除此之外,还要向求美者介绍有关眼睑整形术各方面的知识,必要时可向求美者介绍过去及文献报道过的并发症。

(三) 手术知情同意书样例

手术知情同意书是一种书面告知方式。样例如下。

手术知情同意书

姓名＿＿＿＿＿＿性别＿＿＿＿＿＿年龄＿＿＿＿＿＿婚否＿＿＿＿＿＿育否＿＿＿＿＿＿

证件号码＿＿＿＿＿＿＿＿＿＿＿＿联系电话＿＿＿＿＿＿＿＿＿＿＿＿＿＿＿＿

通讯地址＿＿＿＿＿＿＿＿＿＿＿＿＿＿＿＿＿＿＿＿＿＿＿＿＿＿＿＿＿＿＿＿

诊断＿＿＿＿＿＿＿＿＿＿＿＿＿＿＿＿手术部位＿＿＿＿＿＿＿＿＿＿＿＿＿＿

拟行手术名称＿＿＿＿＿＿＿＿＿＿＿＿＿＿＿＿＿＿＿＿＿＿＿＿＿＿＿＿＿

签署日期＿＿＿＿＿＿＿＿＿＿本人或代签人姓名＿＿＿＿＿＿＿＿与就医者关系＿＿＿＿＿＿

一般情况说明:

1. 就医者自愿接受医院给本人实施＿＿＿＿＿＿＿＿＿＿＿＿＿＿＿＿＿＿＿＿＿＿手术。

2. 就医者明白整形美容手术和其他手术一样,存在麻醉意外、麻醉并发症和局部感染的可能。应对手术风险性有清醒的认识和思想准备,如若发生,医患双方应积极配合处理,共同协商解决。

3. 美容手术因就医者基础不同,术后外观形态会有不同程度改善,但不能达到尽善尽美。在医生尽了最大努力的情况下,由于个人审美观不同和现行医疗水平有限,可能出现不理想的情况或并发症。若出现上述情况,本院将积极修复治疗,手术费、医疗费不退返。

4. 就医者有精神异常、瘢痕增生、过敏史、出血倾向、糖尿病、甲亢、高血压等疾病及处于月经期、妊娠期等不宜手术等情况,术前应告知医生。若隐瞒病史并由此出现的不良后果由就医者负责。

5. 就医者知晓术后有淤血、血肿、局部肿痛、切口存留瘢痕、感染等的可能。术后手术部位会出现肿胀,恢复期因就医者年龄、体质、手术部位不同而异,具有各种差异。

6. 美容手术采用组织代用品,可能出现排异反应,表现为局部肿胀、渗液、破溃及其他反应,此根据就医者个人体质而异,一旦发生,就医者应及时至本院处理,手术费不退返。

7. 就医者应严格遵守医嘱(包括口头医嘱)进行术前准备及遵守术后注意事项,避免出现不良后果。术后伤口应保持干燥、避免沾水,按医嘱服药,定期复诊。如出现异常反应,及时来院就诊,勿自行处理,否则后果自负。

8. 美容手术前后必须照相,相片为医院病例资料,本院有权选作学术交流或资料刊用,就医者同意医院有关美容手术相片的使用权。

专科情况说明:

1. 眼部:轻度不对称,球结膜水肿,结膜下淤血,轻度眼睑下垂,下睑睫毛外翻,重睑线条不流畅,瘢痕,下睑外翻,过宽或过窄,脂肪切除过多或不足,上下睑凹陷,炎症反应,术后再次出现眼袋,埋线在重睑成形术后脱落。

2. 鼻部:有排异反应的可能,假体移位,鼻形不理想,鼻基础不正,隆鼻后不端正,鼻部有感染的可能,鼻孔轻度变形,嗅觉功能异常。

3. 下颌:术后如固定松动,容易导致外形改变;外形不端正,形态不理想,有感染的可能。

4. 招风耳矫正:两只耳朵的外形不可能完全一致,只能改善,不可能十分完美,招风耳可能再度形成。

5. 除皱术:皱纹只能减少或改善,不能完全消除,有切口痕及秃发的可能,有抬眉困难、口角歪斜、局部暂时麻木、皮肤毛细血管扩张的可能。

6. 瘢痕:瘢痕切除后再度增生的可能,植皮区与周围正常皮肤色泽、弹性、感觉不可能一致,皮片有部分不平整或挛缩的可能性。

7. 吸脂:个别可能出现脂肪栓塞综合征、皮肤坏死、脂肪液化或坏死、手术部位表面凹凸不平、血肿积液、皮肤淤青、瘢痕硬结、色素改变、术区感觉障碍等。

8. 自体脂肪注射填充:术后短期内有不自然的可能;左右对称部位的填充有不对称的可能;由于个体差异,个别人可能需要再次填充。

9. 隆乳术:术后可能出现包膜挛缩,双侧高低、大小不对称,假体移位,假体破裂,排斥反应等。

特殊情况说明:＿＿＿＿＿＿＿＿＿＿＿＿＿＿＿＿＿＿＿＿＿＿＿＿＿＿＿＿＿＿＿＿＿＿＿＿＿

就医方声明:　　　　　　　　　　　　　医方声明:

我已得到医院给我的全部书面告知材　　我已向就医方全面交代了相关手术风
料,对医生向我所告知的相关内容完　　险和相关事项,我保证:按操作规程完
全理解,同意手术。　　　　　　　　　成手术,尽量避免手术并发症的发生。

就医方:　　　　　　　　　　　　　　医生:

年　　月　　日　　　　　　　　　　　年　　月　　日

（吴若云）

实训项目十三 分小组进行模拟"前台咨询的服务流程"

1. 实训目的

(1) 掌握前台咨询的服务流程。

(2) 掌握前台接待礼仪与咨询的基本交流方法,提高接待服务能力。

2. 实训内容

(1) 根据所给场景,加上合理想象进行情景模拟训练。

(2) 分析场景中模拟人员的表现,找出对咨询接待有积极影响的因素。

(3) 前台接待礼仪与基本话术。

3. 实训组织

(1) 3~5 人一组,每组选出 1 人作咨询接待人员,1~2 人作为初诊或复诊的"求美者",其他人员根据场景模拟具体安排,进行场景模拟训练。

(2) 其余同学仔细观察细节,注意模拟人员行为及言语,找到有积极影响的因素,并记录自己的收获。

(3) 讨论:参与者谈谈角色感受,观察的同学谈谈模拟训练中存在的优点和不足之处。

(4) 根据前台咨询服务的流程和评价标准,对各组的表现进行评价。

4. 评价标准

(1) 能运用适当的语言进行沟通。

(2) 对模拟的建议有效合理。

(3) 语言清晰、流畅,仪态大方。

5. 实训记录 通过训练,自己的收获是什么?

(吴 明)

实训项目十四 分小组进行模拟"现场咨询的服务流程"

1. 实训目的

(1) 掌握医学美容现场咨询接待的服务流程。

(2) 掌握医学美容现场咨询的基本交流方法,提高接待服务能力。

(3) 具备初步的现场咨询的交流技巧。

2. 实训内容

(1) 根据所给场景设定,进行情景模拟训练。

(2) 分析场景中模拟人员的表现,根据实际医学美容现场咨询的接待过程,请同学自我总结出对现场咨询接待中有积极影响的因素和不利影响的因素分别有哪些。

(3) 完成现场咨询的服务流程。

3. 实训组织

(1) 2 人一组,其中一位模拟求美者,一位模拟咨询师,根据场景模拟具体安排,进行场景模拟训练。完成后互换角色。

(2) 模拟过程中,其他同学仔细观察细节,注意模拟人员的行为及言语,找到有积极影响的因素和不利影响的因素,并记录自己的收获。

(3) 讨论。参与者谈谈角色感受,观察的同学谈谈模拟训练的优缺点。

(4) 根据现场咨询接待的流程和评价标准,对各组的表现进行评价。

4. 评价标准

(1) 完成现场咨询服务的基本任务、服务流程。

(2) 注意形象气质、接待礼仪和服务规范用语。

(3) 能运用适当的语言进行沟通,专业知识准确可靠。

(4) 有一定的营销能力,熟悉医院的专长与医生特长,具有一定的分析容貌、设计方案的能力。

5. 实训记录

(1) 通过现场咨询服务模拟,自己的体会是什么?

(2) 现场咨询的基本流程是什么?有哪些需要注意的细节?

(吴 明)

第十三章 医学美容回访与康复指导服务

第一节 医学美容术后回访服务

一、医学美容术后回访服务概述

随着近年来医学美容的发展,术后回访已成为医学美容术后必要的服务内容,对求美者进行术后回访沟通,传递相关信息和表达对术后的关怀,对其进行积极的心理暗示和辅导,减少焦虑,使其增强自信心,可为获得满意的美容效果提供保障,是提高医疗质量的重要环节。同时也获取了求美者术后恢复时的相关反应,为科研、教学提供了可靠资料。术后回访的目的如下。

(1)了解求美者术后恢复情况,及时发现问题、处理问题。观察求美者的生命体征、伤口愈合情况,检查引流管道是否通畅、引流物有无异常,检查皮肤的完整性和肢体血管、神经功能,评价术中及术后护理措施是否到位等。

(2)术后给予关怀安抚,进行情感维护,稳定医患关系,维护客情关系。由于手术后有恢复过程,期间有各种不适,求美者因此而产生焦虑、担忧等,易影响术后恢复,故术后的回访可给予安慰性与解释性的沟通,打消求美者的疑虑与担忧,使其获得亲切感与安全感,稳定度过恢复期;有利于提升求美者手术效果满意度,有利于树立医学美容机构的良好形象,有利于维护客情关系。

(3)促进医学美容机构的建设和管理。通过了解求美者对医院各级流程的服务的评价,便于发现医疗机构的不足,有利于提高专业技能,进一步做好客户维护,转变服务观念,改善服务态度和质量等,从而促进医学美容机构的建设和管理。

二、医学美容术后的分级回访服务

(一)医学美容手术分级

我国相关部门制定了美容项目分级管理目录,规定了美容外科、美容皮肤科、美容中医科、美容牙科的各项目分级管理,依据其技术难度、复杂性和风险度,将手术分为四级。

(1)一级:操作过程不复杂,技术难度和风险不大的美容外科项目。

(2)二级:操作过程复杂程度一般,有一定技术难度,有一定风险,需使用硬膜外腔阻滞麻醉、静脉全身麻醉等完成的美容外科项目。

(3)三级:操作过程较复杂,技术难度和风险较大,因创伤大需术前备血,并需要气管插管全身麻醉的美容外科项目。

(4) 四级:操作过程复杂,难度高、风险大的美容外科项目。

一级手术不需要住院,做完无异常就可以离院,二级手术门诊观察后酌情住院,三、四级手术必须住院 3~5 天,病情稳定后方可离院。

(二)回访人员分级

回访人员构成主要是由医学美容机构的大小决定,小的机构一般没有网络咨询师和医生客服,回访服务由医学美容咨询师和医学美容医生完成;大型医学美容机构分工细化,医学美容咨询师主要承担了销售任务,回访任务交由医生助理或医生客服来完成,网络咨询师也承担了回访服务。回访人员构成及一般任务分工大致如下。

1. 医学美容咨询师 负责向其咨询的求美者的术后回访咨询服务,进行情绪安抚,给予术后各期情况的解释和说明,了解术后各期恢复情况,及时通知求美者到院复诊,对求美者术后各期情况进行观察,将异常情况及时上报主管医生。

2. 医生助理或医生客服 负责对所跟随的医学美容医生的所有求美者术后的回访咨询服务。对求美者进行情绪安抚,给予术后各期情况的解释和说明,了解术后各期恢复情况,及时通知求美者到院复诊,对求美者术后各期情况进行观察,将异常情况及时上报主管医生。

3. 医学美容医生 负责对住院的求美者进行术后查房回访,负责对求美者术后各期情况的观察及当面指导。

4. 网络咨询师 负责收集求美者治疗经过、恢复情况、对手术满意度、相关流程及相关人员的评价等资料。

(三)回访流程分级

(1) 求美者住院期间一般是由主管医生、医生助理或医生客服回访,医学美容咨询师可酌情探望。

(2) 求美者出院后回访一般由医学美容咨询师、医生助理或医生客服完成。需要主管医生处理的,及时告知主管医生。

(3) 网络咨询师随访术后当天、术后 1 周、术后 1 个月、术后 3 个月、术后半年、术后 1 年的手术效果及相关评价。

三、医学美容术后回访服务的主要内容

对求美者术后回访的主要方式有电话、微信、QQ、到院复诊等,回访时间及内容大致如下表(表 13-1)。

表 13-1　医学美容术后回访服务的主要内容

项目	术后时间/天	回访内容
小手术后	1	关心安抚,询问术后疼痛、渗血渗液等情况,提醒求美者来院换药。告知术后可能的反应、提醒注意事项
	3	关心安抚,询问术后反应情况,提醒注意事项
	5~7	关心问候,通知拆线时间和到院回访时间
	12~15	关心问候,询问肿胀淤血消散情况,告知预防瘢痕,指导康复
	30	关心问候,询问恢复情况,指导康复
	90	关心问候,通知到院回访,观察初步恢复情况,指导康复
	180	关心问候,通知到院回访,观察恢复情况,观察效果

续表

项目	术后时间/天	回 访 内 容
大手术后	1	监测生命体征,观察麻醉术后反应,观察渗血渗液情况,观察引流管是否通畅、引流液的颜色、引流量的多少。安抚、关心、照料,稳定情绪
	2~5 天	换药,观察渗血渗液情况,观察引流管是否通畅、引流液的颜色、引流量的多少,根据引流情况 24~48 h 拔引流管,告知求美者术后反应,安抚、关心、照料
	5~11	关心问候,通知换药、拆线时间,到院回访
	12~180	回访时间及内容同小手术,可酌情增加次数
微整形术后	1	关心问候,了解求美者术后反应,给予安抚
	3~7	关心问候,了解求美者术后情况
	15~30	关心问候,通知到院回访,观察效果
	120~180	关心问候,提醒补充注射
皮肤光电治疗术后	1~2	关心安抚,及时降皮温,观察皮肤反应
	3~7	关心安抚,到院观察皮肤结痂情况,告知护理方法
	15~30	关心问候,观察初步效果,反复强调注意事项
	疗程求美者	关心问候,每周随访,每次治疗前提醒其到院治疗

四、医学美容术后回访服务的注意事项

为达到回访服务效果最佳化,在回访服务中需要注意的事项大致如下。

（1）遵循所在医学美容机构分级回访的相关要求。

（2）各级回访人员回访告知内容要一致,以主管医生的告知内容为参考。

（3）求美者出现不适反应时,让其到院回访,面诊后做判断。

（4）回访中发现问题时,要及时反馈给相关人员,并立即处理,不可拖延,更不可相互推诿,及时解决问题并做好后期跟进服务。

（5）关于电话回访时间应征询求美者,安排在其相对较空闲的时间。

（6）回访中给予求美者足够的耐心、爱心,必要时给予心理辅导。

（7）回访时发现可能有纠纷时,要及时逐级上报,及时处理。

（贾小丽）

第二节 医学美容术后康复指导服务

医学美容康复指导服务是指医学美容咨询师在求美者术后综合应用沟通学、美容心理学、人体美学等专业方法,在美容医生指导下服务求美者,使其在术后身体上、心理上、社会上得到尽可能的恢复,重新走向生活、走向工作、走向社会。

医学美容咨询师在整形美容机构中从事咨询工作,在整形医生和求美者之间架起沟通桥

梁。医学美容咨询贯穿着医学美容服务的始终。医学美容咨询师对求美者术后康复指导不同于专业整形医生的专业回访,其主要任务是发现问题并及时告知医生。本节我们谈谈医学美容咨询师在求美者术后给予的康复指导服务的主要内容。

一、术后给予求美者身体方面的康复指导服务

1. 指导求美者严格遵守术后注意事项 术后正确的康复指导服务尤为重要,医学美容咨询师要对受术者及时进行正确的术后康复指导。首先要嘱咐求美者严格遵守术后注意事项。根据求美者术后情况,按照医生的嘱咐,配合护士,对求美者进行术后康复护理。告知求美者术后注意事项是求美者在术后健康恢复过程中重要的环节,医学美容咨询师要提醒求美者不仅要关注术后效果,同时要严格遵守医生嘱咐的注意事项。

┃ 案例引导 ┃

案例一　王某,女,22 岁。

【主诉】 略显夸张的小翘鼻,宽鼻,鼻头肥大,鼻翼肥大。

【初步诊断】 山根塌陷,鼻部长度不符合三庭五眼面部比例。

【设计方案】 假体隆鼻。鼻中隔延长,鼻翼缩小,肋骨垫鼻尖,鼻小柱延长抬高,宽鼻矫正。首选耳软骨,但求美者本身耳软骨较软,达不到求美者理想效果,故建议采用肋软骨。

【术后康复指导服务】

(1) 术后第 1～3 天:术后 1～3 天是求美者最为难受的阶段,表现为鼻部胀痛,呼吸困难,似重感冒症状,软骨术后,需平躺,冰敷。在此阶段,一定要给予求美者最大的关切和问候,让求美者倍感亲切。从术后第 2 天开始,会出现面部肿胀淤青等情况,一定要提前告知求美者,这是正常情况。

(2) 术后第 7 天:术后第 7 天拆线。拆线之后,鼻部还会略微肿胀,肿胀会根据个人情况逐渐消退,告知求美者这属于正常情况。

(3) 术后半个月:术后瘢痕情况。

(4) 术后一个月:术后的修复情况。可能会出现鼻头较大,安抚求美者这属于正常现象,鼻头恢复期一般为 3～6 个月。在求美者恢复期间,一定要主动去关心,打消求美者的所有疑虑,让求美者保持开心愉悦的心情,从而有利于恢复。

(5) 术后 3 个月:术后效果。3 个月后手术效果初现,预约求美者到医院进行会诊,让主刀医生查看术后效果。

(6) 术后 6 个月:一般在此时了解求美者对本次手术的满意度,不满意的及时处理。

2. 给予求美者术后受术部位康复指导服务 术后通过电话进行康复指导服务是主要的方式,医学美容咨询师直接面对终端求美者,后期康复指导服务的效果直接影响求美者对整形医院的评价,所以术后康复指导服务显得非常重要。在求美者术后离开医院后,通过电话给予康复指导服务是主要的方式,遵循"137"原则。术后第 1 天,询问求美者是否严格遵守术后注意事项,并告知有任何问题或需要帮助,都可以拨打医院电话咨询或到医院咨询。术后第 3 天,了解求美者是否坚持严格遵守术后注意事项,注意询问求美者具体恢复情况和术后部位细节的变化,如肿胀、青紫、发痒等具体情况,术后用药严格按照医生的嘱咐,术后饮食宜

清淡。同时因术后恢复的过程对求美者精神和心理上也是很大的考验,因此需要咨询师多鼓励求美者,帮助其树立信心,给求美者一些关怀和安抚。术后第 7 天,继续跟进康复指导服务,与求美者预约到医院复查的时间,保持与医生的联系,以便医生根据求美者的术后情况决定是否需要其他治疗。

现在微信、QQ 等也是医学美容咨询师便捷地给予术后服务的通讯方式,医学美容咨询师可通过微信、QQ 等时常与求美者进行交流,了解求美者的恢复情况,并定期推送相关术后康复指导内容等。

▌案例引导▐

案例二 张某,女,38 岁。

【主诉】 很多年前做过注射丰胸,后期又做了注射物的取出,同时做了假体丰胸。前胸部下垂,想提升起来,同时想改善松弛情况。

【初步诊断】 修复隆胸。顾客高 150 cm,体重 45 kg,已生育。胸形不佳,预测在第 1 次做假体丰胸的时候注射物并没有取尽,生育哺乳后胸部萎缩下垂,因选择圆盘假体,导致前胸呈现双丰乳情况。

【设计方案】 建议手术取出残余注射物,同时取出曾植入的国产假体以及包膜,换成纯进口假体,这样可使手感更佳且可终生使用。由于胸部松弛下垂较为严重,还需配合胸下垂矫正提升术综合改善。

【术后康复指导服务】

(1) 术后 1～3 天:会用纱布绷住胸部,从而固定形态和减轻不适感。

(2) 术后第 7 天:一周到 10 天后消肿拆线,后期需对胸部进行特殊护理,恢复期间可同房,但不能用力揉捏胸部。

(3) 术后半个月:前半个月都属于恢复期,其间忌辛辣刺激、海鲜食物及烟酒。

(4) 术后 1 个月:胸部手感恢复自然,后期应多关心问候,嘘寒问暖,让求美者觉得自己并不孤单,隆胸术后求美者心理都处于一种敏感和脆弱状态。

(5) 术后 3 个月:在恢复期让求美者少照镜,恢复期都会有一个过程,以免增加心理顾虑。在求美者情绪低落时多疏解开导。

(6) 术后 6 个月:一般在此时了解求美者对本次手术的满意度,对不满意的情况给予及时处理。

二、术后给予求美者心理方面的康复指导服务

求美者术后心理反应有各种表现,早期会出现不安,常伴有焦虑、疑虑和抑郁等。如果术前对手术效果期望值过高,手术后效果低于原有的期望,即会感到失望,出现情绪低落,甚至精神崩溃。这需要受术者在术前对手术结果有客观的认识,从而有合理的期望。当术后发现容貌突然改变时,受术者往往难以适应。容貌改变程度越大,这种心理越强烈,常常担心周围人不能接受,甚至害怕被取笑、歧视。在术后康复指导服务中,医学美容咨询师应及时了解求美者的心理状态,针对求美者在术后恢复期的焦虑、怀疑及担心的心理进行正确的疏导。让求美者在生理上、心理上、精神上处于满足而舒适的状态。随着时间推移,求美者渐渐对周围环境有了适应和协调,心理慢慢平衡,有时还会因为得到美的满足而欣慰。

案例引导

案例三　胡某,女,21岁。

【主诉】　想对手臂和腿部进行脱毛,并希望一次性彻底脱干净。

【初步诊断】　每个人的体质不同,因为毛囊管中黑色素细胞旺盛,毛发生长原料充足,导致毛发浓密,影响美观。

【设计方案】　四肢属于大部位,且毛发浓密,建议选择最先进的脱毛仪器——超冰脱毛仪。超冰脱毛痛感轻,而且有缩小毛孔、嫩肤的效果。毛发生长分为生长期、退行期和休止期,超冰脱毛仪只靶向作用于毛发生长期,所以脱毛都是周期性的,至少脱6次,2个月一次。

【术后康复指导服务】　治疗后皮肤可能会出现微微泛红现象,指导求美者不用担心,告知其属于正常现象。术后1周内不可以用过高温度的水清洗治疗部位,且治疗部位不宜使用沐浴露等洗护用品,以免治疗部位出现红肿情况。注意治疗部位的防晒,以免出现色素沉着,1周内尽量避免吃海鲜、辛辣刺激食物,避免因食物过敏而误以为是治疗导致的。在前期的咨询中能够判断出求美者是非常自卑的,加之四肢毛发浓密使求美者更加自卑,不善于交际,害怕陌生环境。因此在治疗过程中医学美容咨询师要全程陪护。后期康复指导中要多鼓励、多赞美,让求美者慢慢自信起来。及时了解治疗后恢复情况,给予求美者积极乐观的指导,使其看到治疗后不同阶段的变化。告诉求美者可以穿自己喜欢的裙子、短袖等。

三、其他情况康复指导服务

求美者在恢复过程中会存在不可预期的突发状况,若医学美容咨询师无法安抚求美者,要及时反馈医院,告知医生,进行处理。在术后第1个月,了解求美者的状态,如果这个时候求美者有疑惑,需要给求美者一些解答;如果求美者对术后有异议,我们可告知医生进行对接,或者请求美者直接来医院复查。在术后第3个月和第6个月,了解求美者恢复情况,对恢复效果的满意情况进行了解。

医学美容咨询师是求美者首次到医院后第一个接触的人,也是接触时间最长、聊得最多的人。求美者术后关怀这块工作,是为了更好地维护客情关系,增加黏性。一名好的医学美容咨询师的销售业绩很关键,那又是什么支撑着业绩呢?医院的口碑和整形医生的技术是重要的一方面,另一方面就是医学美容咨询师周到的康复指导服务,善于与求美者交朋友,维护客情,从而达到求美者对此次手术的满意、对服务的满意、对整形医院的满意。

四、康复指导服务技能

1. 医学美容咨询师在康复指导服务中的主要工作

(1) 通过回访了解求美者术后潜在的问题。

(2) 及时制订康复指导计划,按计划时间进行术后康复指导服务。

(3) 将康复指导服务中收集的信息传达给医生。

(4) 做好求美者术后的回访工作,配合医生、护士实施康复治疗。

2. 医学美容咨询师在康复指导服务中的注意事项

（1）医学美容咨询师务必掌握康复指导服务技能，如专业技能、心理学技能等。

（2）医学美容咨询师秉承专业、耐心、尊重求美者的职业态度，在服务中正确指导求美者，并做好记录，及时反馈给医生。

（3）鼓励满意的求美者宣传医院的优质服务和治疗效果；对不满意或有意见的求美者，做好解释工作，安抚求美者情绪，并及时反馈给医院相关部门，合理解决问题。

（4）填写康复指导服务记录表（表 13-2）。

表 13-2　整形医院术后康复指导服务记录表

编号：_____

医学美容咨询师：	姓名：		性别：		年龄：		联系方式：
	手术项目：			科室：		医生：	

术后康复指导服务情况

时间	康复指导服务主要内容	术后恢复情况	问题或建议	处理情况	满意度
术后第 1 天	1. 2. ……	1. 2. ……	1. 2. ……	未处理○ 已处理○	非常满意○ 满意○ 不满意○
术后第 3 天	1. 2. ……	1. 2. ……	1. 2. ……	未处理○ 已处理○	非常满意○ 满意○ 不满意○
术后第 7 天	1. 2. ……	1. 2. ……	1. 2. ……	未处理○ 已处理○	非常满意○ 满意○ 不满意○
术后半个月	1. 2. ……	1. 2. ……	1. 2. ……	未处理○ 已处理○	非常满意○ 满意○ 不满意○
术后 1 个月	1. 2. ……	1. 2. ……	1. 2. ……	未处理○ 已处理○	非常满意○ 满意○ 不满意○
术后 3 个月	1. 2. ……	1. 2. ……	1. 2. ……	未处理○ 已处理○	非常满意○ 满意○ 不满意○
术后 6 个月	1. 2. ……	1. 2. ……	1. 2. ……	未处理○ 已处理○	非常满意○ 满意○ 不满意○

（李潇潇）

第三节　医学美容纠纷处理沟通

一、医学美容纠纷的类型及原因

关于医学美容纠纷的分类,目前还没有一致的意见,但大体上可以分为医源性纠纷和非医源性纠纷两大类。医源性纠纷包括医疗事故、医德医风等方面,非医源性纠纷包括求美者的认知、期望值、履行医嘱等方面。

医学美容纠纷的产生既有客观原因,也有主观原因,既有医疗机构的原因,也有求美者方面的原因,呈现复杂性和多样化的特点。

(一)医疗机构方面

(1)医务人员技术不精,审美能力和美学设计能力差。

(2)医务人员责任心不强,服务意识差。

(3)医务人员之间、医务人员与求美者之间缺乏有效沟通。

(4)诊疗制度不健全或执行不到位,管理混乱。

(5)虚假宣传,误导求美者。

(6)片面追求经济利益,缺乏人性化的管理理念。

(二)求美者方面

(1)缺乏医疗常识,对常见并发症误解为医疗差错。

(2)期望值太高,存在审美障碍。

(3)盲目求医,断章取义,偏听偏信。

(4)不配合治疗,不遵从医嘱。

(5)求美动机不良,不符合正常需求。

此外,舆论宣传、法律法规不健全、恶性竞争、缺乏有效监督管理、制度滞后等社会原因也是纠纷产生的不可忽视的影响因素。

二、处理医学美容纠纷的基本原则和沟通策略

医学美容纠纷具有突发性、尖锐性、复杂性等特点,处理纠纷的基本原则和沟通策略如下。

(1)正确面对。发生纠纷时,求美者往往带有很强的主观意识和感情色彩,会很坚定地认为美容机构存在明显过错,应该负有全部责任。他们不怕把事情闹大,影响越大对他们来说越有利。因此,无论是接待人员还是主管领导,要积极应对纠纷,正确面对问题,不回避,不争执,耐心倾听求美者诉求,以柔克刚,把疏解情绪放在第一位。能在屋里谈的不在屋外谈,能坐着谈的不站着谈,知情人越少越好。要让求美者充分表达,了解纠纷的前因后果,弄清问题的根本,对事件有一个基本的判断。

(2)积极沟通。在求美者情绪得到释放、明了诉求后,要进行积极沟通。一是要与本机构医务人员沟通,还原事情真相,消除存疑。二是要与主管领导沟通,确定解决问题的基本思路、原则底线、基本目标。三是要与求美者进行沟通,这是解决问题的关键环节。要以平等的

态度,实事求是的说明事件发生的原因。要从求美者的角度表达理解、歉意之情,让求美者愿意听、听得进。通过对比治疗规范有关要求、术前术后照片、有关手续资料等,让求美者对问题产生的原因有清晰的认识,回归到理性、冷静的轨道上来。如果美容治疗中确实存在过错,要积极地给出解决问题的方案;如果美容机构本身并无明显过错,也不要为了急于消除影响而包揽并不存在的责任。

(3)分清责任。在对事件充分了解的基础上,要分清责任。美容机构本身确实存在问题的,要坦诚认责,积极寻求双方认可的解决方案;美容机构本身无过错的,要耐心地向求美者解释说明,切忌得理不饶人,除非求美者存在主观恶意行为。

(4)协商解决。纠纷是一把双刃剑,无论对医美机构还是求美者,都会带来负面影响。一旦发生纠纷,应尽量争取和平协商解决。如果走上法律仲裁的道路,无疑会进一步扩大不利影响,由此带来的经济利益和社会利益的损失不可估量,要尽量避免。

(5)干净彻底。解决方案一旦确定,需要双方签字确认,需要求美者明确不再追究任何责任,要从法律层面彻底割断可能留有的"尾巴"。

三、需要注意的问题

(1)术前要双向沟通到位,即医生与求美者、医务助理与求美者之间,必须达成一致意向。

(2)要坚持实事求是,不夸大术后效果。

(3)术后恢复期维护周全,避免求美者误判。

(4)建立纠纷处置的流程机制。

(5)保护好原始材料和现场。

(6)做好调查、鉴定、处理工作。

(7)做好求美者家属或陪同人员的接待安抚工作。

(李二来)

实训项目十五　分小组进行模拟"医学美容术后回访的方式及内容"

1. 实训目的

(1)掌握医学美容术后回访的常见方式。

(2)掌握医学美容术后回访的基本内容。

2. 实训内容　根据所给回访任务及角色定位,结合术后回访方式及内容进行回访模拟训练,能够熟练回访并正确指导。

(1)模拟提眉术、重睑成形术、吸脂术后各时间点的电话回访、微信回访、现场回访。

(2)分析场景中的表现,找出对术后回访服务质量的影响因素。

3. 实训组织

(1)以4～6人为一组,分成若干组,每组选出1人作现场咨询师,做术后回访,其他人作为"求美者",其他人员根据场景模拟具体安排,进行场景模拟训练。轮流互换角色进行演练。

（2）挑选表现良好的一组进行演练，其余同学观察细节，注意模拟人员行为及言语，找到有积极影响的因素，并记录自己的收获。

（3）讨论：谈谈角色感受，讨论影响术后回访效果的因素。

（4）根据医学美容术后回访的流程和评价标准，对各组的表现进行评价。

4. 评价标准

（1）能运用回访的主要内容表进行沟通。

（2）能正确处理回访中出现的各种情况。

（3）语言清晰、流畅，仪态大方。

5. 实训记录 通过训练，在咨询师术后回访的时间点及内容等方面，有哪些收获？

（贾小丽）

实训项目十六　分小组进行模拟"医学美容术后康复指导服务"

1. 实训目的

（1）掌握医学美容术后康复指导服务。

（2）掌握医学美容术后康复指导服务方法，提高术后康复指导服务能力。

2. 实训内容 分析案例，完成术后康复指导服务内容，并填写术后康复指导服务登记表。

▌案例引导▌

李某，女，28 岁。

【主诉】 较同龄人显老。

【初步诊断】 面部凹陷明显，骨骼突出，面部缺乏柔和性。

【设计方案】 全面部脂肪填充。

【术后康复指导服务】＿＿＿＿＿＿＿＿＿＿＿＿＿＿＿＿＿＿＿＿＿

＿＿＿＿＿＿＿＿＿＿＿＿＿＿＿＿＿＿＿＿＿＿＿＿＿＿＿＿＿＿＿＿＿＿＿

整形医院术后康复指导服务记录表

编号：＿＿＿＿＿＿

医学美容咨询师：	姓名：	性别：	年龄：	联系方式：
	手术项目：		科室：	医生：

术后康复指导服务情况					
时间	康复指导服务主要内容	术后恢复情况	问题或建议	处理情况	满意度
术后第 1 天	1. 2. ……	1. 2. ……	1. 2. ……	未处理○ 已处理○	非常满意○ 满意○ 不满意○

续表

时间	康复指导服务主要内容	术后恢复情况	问题或建议	处理情况	满意度
术后第3天	1. 2. ……	1. 2. ……	1. 2. ……	未处理○ 已处理○	非常满意○ 满意○ 不满意○
术后第7天	1. 2. ……	1. 2. ……	1. 2. ……	未处理○ 已处理○	非常满意○ 满意○ 不满意○
术后半个月	1. 2. ……	1. 2. ……	1. 2. ……	未处理○ 已处理○	非常满意○ 满意○ 不满意○
术后1个月	1. 2. ……	1. 2. ……	1. 2. ……	未处理○ 已处理○	非常满意○ 满意○ 不满意○
术后3个月	1. 2. ……	1. 2. ……	1. 2. ……	未处理○ 已处理○	非常满意○ 满意○ 不满意○
术后6个月	1. 2. ……	1. 2. ……	1. 2. ……	未处理○ 已处理○	非常满意○ 满意○ 不满意○

3. 实训组织

（1）3～5人一组，每组进行讨论分析，共同完成术后康复指导服务内容。

（2）选出具有代表性的小组，进行班级分享。

（3）根据医学美容术后康复指导服务内容，对各组的表现进行评价。

4. 评价标准

（1）能运用康复指导技能。

（2）对案例分析后设计合理的康复指导服务内容。

（3）语言清晰、流畅，仪态大方。

5. 实训记录 通过训练，了解术后康复指导服务有哪些内容，并记录收获。

（李潇潇）

主要参考文献

[1]　王亚宁,谌秘.护理礼仪与人际沟通[M].2 版.北京:中国医药科技出版社,2019.

[2]　刘菡,尹卫民,唐宁.美容医学咨询与沟通[M].北京:科学出版社,2016.

[3]　马歇尔·卢森堡.非暴力沟通[M].阮胤华,译.北京:华夏出版社,2016.

[4]　位汶军.美容礼仪[M].2 版.北京:人民卫生出版社,2014.

[5]　童革,龙陵英.表达与沟通能力训练[M].2 版.北京:高等教育出版社,2014.

[6]　袁锦贵.沟通与礼仪[M].2 版.北京:电子工业出版社,2016.

[7]　秦东华.护理礼仪与人际沟通[M].2 版.北京:人民卫生出版社,2019.

[8]　位汶军,夏曼.美容礼仪与人际沟通[M].3 版.北京:人民卫生出版社,2019.